ミカ・メソッド
"MIKA method"

目指すは
60歳で30歳の
カラダと脳！

免疫
リハビリ体操

スポーツメディカルトレーナー
今井美華

JN022863

文化出版局

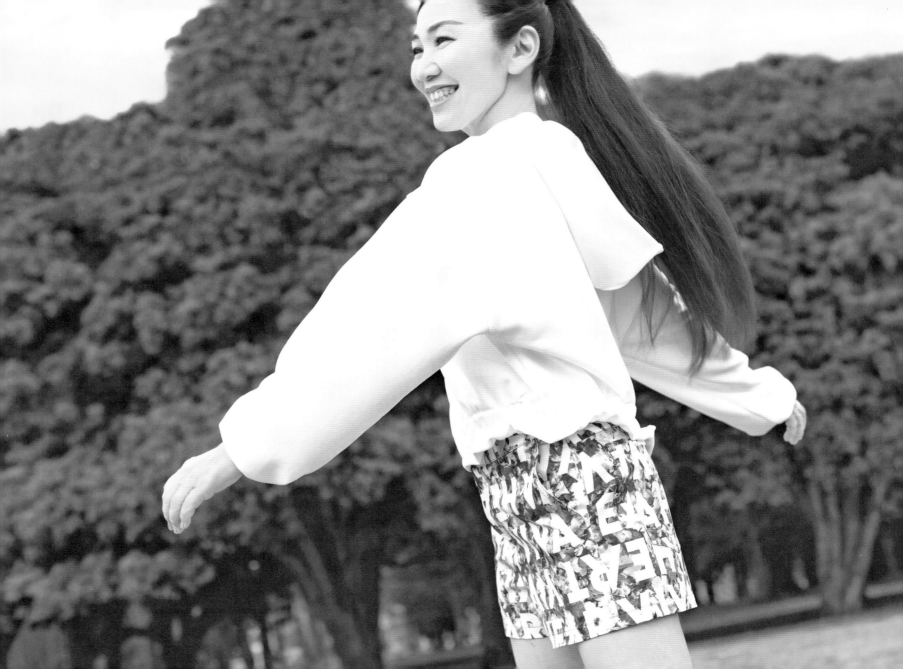

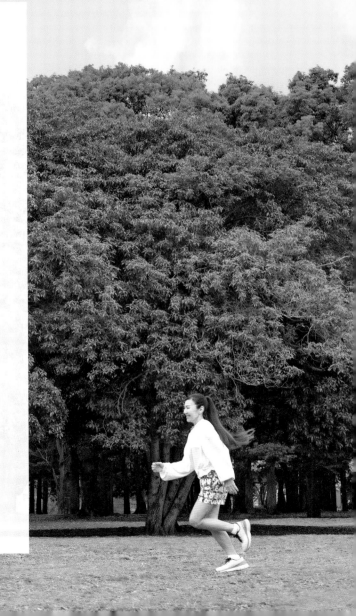

はじめに

カラダを動かしていますか？

カラダづくりや体操は苦手で、続かないという人もいます。1週間に1回できたら、1年で53回もできます。まずは、それでも大丈夫です。「続けていくこと」がなによりも大事。

1日たったの15秒でも「あれ、変わったね！」って言われる秘密があったら、すごく嬉しいですよね。

一生懸命頑張っているので疲れてしまった時は、しっかり休み、元気になったら、キチンと食べて、ちゃんとカラダを動かす。

では、なぜ、運動が必要なのでしょうか？

免疫力（免疫機能）をアップするには、食事より、休息より、まず「カラダを動かすこと」が不可欠だと、WHOでも提唱されています。コロナパンデミック中、医学ジャーナルで「集中治療室から回復されたかたには、週に150分の運動習慣があった」と発表され、世界中の話題になりました。

私たちの『ミカ・メソッド』は25年の歳月をかけて、肩凝り、腰痛だけではなく、アルツハイマー病や心筋梗塞、更年期障害なども改善する免疫システムづくりを研究してきました。人間本来のカラダの働きを呼び戻し、自然治癒力を高め、カラダから脳の仕組みを変えていく「脳を全開にするエクササイズと理論」を提案しています（8ページ参照）。

スティーブ・ジョブズが残した言葉として、まだ読み終えていない本は「健康な生活を送る本」だった、というのは印象的なお話。

どんなに経済的な余裕があり、地位も名誉もあったとしても、豊かな人生を送る上では、心地よく元気なカラダは「最高の宝物」です。最近では「キレイにダイエットしたい！」より、「元気でステキな70代でいたいよね」、そんな人が私の周りにはとても増えています。私も60歳になり、意識するようになりました。

これからもずっとあなたの笑顔が続いていきますように・・・と、願いを込めてこの免疫リハビリ体操の本をお届けします。

スポーツメディカルトレーナー　今井美華

Contents

54ページでご紹介の
「バーピー75歳版」の
体操です。

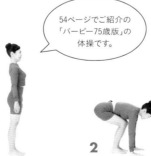

1

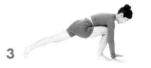

2

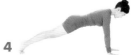

3

4

5　6　7

この本の使い方
QRコードがついている体操は、QRコードをタブレットやスマートフォンなどで読み取ることで著者の今井さんによる動画が見られます。右記のQRコードは8本分の動画をまとめてごらんになれます。

この本でご紹介している体操をするにあたっては、体調に合わせて、決して無理をせず、ご自分のペースで行なってください。

こんな症状ありませんか？
ほとんどのかたが何らかのカラダとこころの異変、不調を感じている時代です

あなたの不調チェック

- ☐ **疲れやすく、やる気が出ない**
- ☐ **目が疲れたり、かすむ**
- ☐ **物忘れ**
- ☐ **不眠**
- ☐ **汗を頻繁に大量にかく**
- ☐ **肩凝り、首凝り、腰痛**
- ☐ **関節痛や手指のこわばり**

チェックしてみよう！
あなたの認知症度は？

認知症は、40代から始まり、気がつかないうちに進んでいくといわれています。自分の脳の老化はどのくらい進んでいるのか、この体操にチャレンジしてみましょう。
リズムよく速くできたら大丈夫！ 脳で情報の統合や処理をスムーズに行なえています。
鈍かった人は、予防にも毎日20回ずつ行なって中枢神経を刺激し、認知機能を元気に（活性化）しましょう。

パタパタ体操
左のてのひらの上で、右の手をパタパタと返します。反対の手も行ないましょう。

1
てを合わせる

2
パタパタ

免疫力を上げたい、骨を強くしたい、更年期症状を軽くしたい、認知症になりたくない、たるんだカラダをなんとかしたい、いくつになってもキレイな姿勢でいたい。誰もが願うことです。それを実現させるためにこの本があります。

今回ご紹介の体操を慌てず、焦らず、休まず、ずっと続けてみてください。免疫システムがキチンと働くようになると、ボディディフェンススコア（＝カラダの免疫レベル。右ページ参照）が高まり、健康になり、いくつになってもやりたいことを叶えられる時が、「あっ、変わった！」と思えるその時が、（絶対に）やってきます。

カラダは正直で、10日で、3か月で、そして2年で脳の仕組みが変わるようにできています（神経学。脳のセットポイント理論）。

私自身も、それを楽しみにしています。

あなたの「ホントのカラダの状態」を知っていますか?

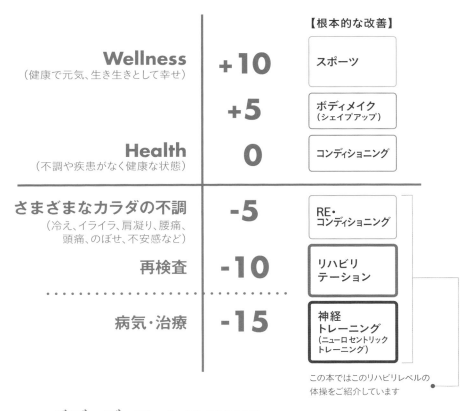

【根本的な改善】

	スコア	改善
Wellness (健康で元気、生き生きとして幸せ)	**+10**	スポーツ
	+5	ボディメイク (シェイプアップ)
Health (不調や疾患がなく健康な状態)	**0**	コンディショニング
さまざまなカラダの不調 (冷え、イライラ、肩凝り、腰痛、 頭痛、のぼせ、不安感など)	**-5**	RE・ コンディショニング
再検査	**-10**	リハビリ テーション
病気・治療	**-15**	神経 トレーニング (ニューロセントリック トレーニング)

この本ではこのリハビリレベルの
体操をご紹介しています

ボディディフェンススコア (MIKA method)

この表で、あなたが今どこにいるかを確認してください。多くのかたは-5。
まず、0の健康のラインを目指して体操をスタート!

あなたのスコアは何点でしたか。

まずは、①健康状態確認　②体力を知ること

WHOによると、世界の成人の70%が運動不足で健康でない(不調
を抱えている)といいます。多くは、-5〜-10の位置にいます。これか
ら、ボディディフェンススコアのHealth 0を目指してみましょう。

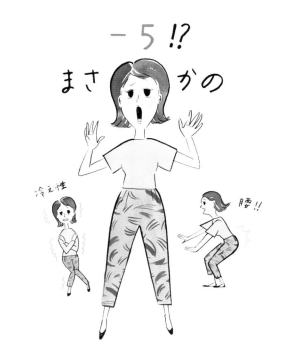

−5 !?
まさ かの

冷え性

腰!!

『MIKA method（ミカ・メソッド）』でステキな70代を・・・
MIKA method・

これからの持続可能な社会のために未来の自分を育む、そんな「持続可能なカラダと
こころのために」。私たちは、前を見て自分の足で立てる「ステキな生き方」をもっと元気
に美しくする方法、そしていつまでも続く最高の笑顔で、100歳になっても健康的で幸せな
「ナチュラルアクティブライフ」を提案したいと考えています。

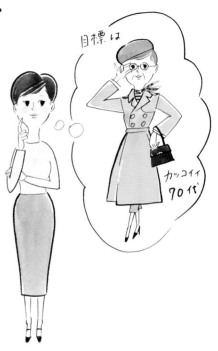

目標は

カッコイイ
70代

免疫力を高めるアプローチ中で一番は？

免疫力を高める運動には、筋トレ、ヨガなどがありますが、その中でも私
たちのメソッドでは「脳神経アプローチ」（＝神経トレーニング。7ページの
ボディディフェンススコア参照）がすべての運動のスタートになります。

トレーニングといっても、間違って理解している人も多く、カラダづくりに
は、順番とレベルがあります。

筋トレやマラソンなど、ワンランク上を
目指す前に、すべてをコントロールして
いる「脳の仕組み」を整え、脳やホルモ
ン・神経系にアプローチすることが最優
先だということをほとんどの日本人、
医師やトレーナーさえも知らないのが
現実です。

私たちは、あらゆる動きの中でニューロ
セントリック（※1）、アライメント（※2）、リハ
ビリ、コンディショニング、筋トレ、ダイエ
ット、スポーツの相互関係を紐づけし、
まず、根本改善！としてカラダの機能を

正常化するための「脳のパフォ
ーマンスを最大限に発揮す
るメカニズムと身体骨格理
論」を体系づけました。それを
この本では、免疫リハビリ体
操としてご紹介しています。

※1　脳にアプローチするトレーニング
（神経トレーニング）
※2　正しく配置された骨と骨格筋
（正しい姿勢）

運動不足や苦手な人は、
リハビリレベルの体操からスタートしましょう。

体操をすることで脳・神経系統が正常な機能を再開し、生きる本能・
直感が動き出すと、やっと中枢神経から末梢神経へと指令が送られ、ホル
モンがつくり出されます。ホルモンは男女とも特に更年期でバランスが悪
くなります。

リハビリレベルの体操でカラダの機能が動き出したら、コンディショ
ンづくり、ボディメイクやスポーツなどに進んでいきましょう。アスリートレ
ベルの人にも、大事な順番です。

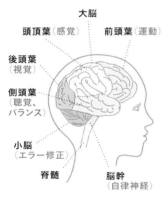

大脳

頭頂葉（感覚）　　**前頭葉**（運動）

後頭葉
（視覚）

側頭葉
（聴覚、
バランス）

小脳
（エラー修正）

脊髄

脳幹
（自律神経）

〈脳の構造と機能〉

スタートは、続けられる回数と頻度で行なうこと。昨日20回できた。今日は6回できた。明日は、何回できるかな？とやりすぎは、運動効果がダウン。力を出しきった日は、より筋肉が成長するために翌日はお休み。

次のステップは、結果を出すためにキチンとやること！ だんだん習慣がついてきたら、手や足の動きに注意して正しくちゃんとやることに移行します。キチンとアライメントが整うと脳の仕組みもレベルアップしていきます。体操ページの動きのポイントに注意して行ないましょう。

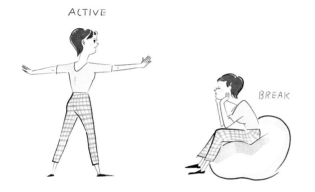

ACTIVE

BREAK

免疫のお話です

免疫は、体内に侵入した細菌やウイルスなどを異物として攻撃し、カラダを正常に保つという王子様のような存在です。

免疫が元気だと、カラダの中の炎症や病原体をやっつけてくれますが、疲れていたり（弱っていたり）、老化していると脳が正常に機能せず、戦うことができなくていろんな不調や病気を引き起こします。

例えば、風邪をひいた時、病院に行き風邪薬を飲んだからといって風邪が快復するわけではなく、薬は炎症を抑えるものであり、完治させるのは自分の免疫力です（勘違いしないでください。健康食品やツボを買っ

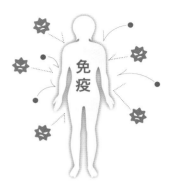

免疫

てもよくなりません）。

免疫システムの主な構成要素は白血球、抗体、補体系、リンパ系、脾臓、骨髄、胸腺。免疫システムに影響を与える要因には、病気、薬、心理的ストレス、睡眠不足、運動不足、栄養不良、体内年齢、予防接種歴などがあり、免疫を高める方法として適切な運動、バランスのとれた食事、充分な睡眠、ストレス管理が挙げられます。

不調や病気が起こる仕組みはカラダだけではなく、こころも同じです。最近の研究では、うつや認知症はウイルスが原因だという研究発表もありました。

カラダとこころをつくる、その司令塔が「脳」のシステムです。まず、脳を元気にする免疫リハビリ体操（カラダづくり、運動）に取り組みましょう。

◉**免疫のための身体活動**

身体的に活動的であることは、あなたの健康状態を向上させ、加齢などによる免疫機能の低下を緩やかにし、一般的な感染リスクを減らすといわれています。

◉**どのくらいの運動があなたにとっていいのでしょう？**

成人の免疫機能を改善するための最適な運動量は、慢性疾患のある人でさえドキドキするほどの中強度の運動を1週間に150〜300分くらいと、WHOは推奨しています。

私はオーストラリアの身体活動のガイドラインも面白いと思います。

● 何もしないよりも、何らかの活動（掃除、散歩、料理・・・）をするほうがいい。

● ほぼ毎日カラダを動かし、1週間に少なくとも150分軽めの運動、約75分の激しい運動、またはトレーニングを行なうカラダづくりを習慣にする。

さあ、張り切っていきましょう。

なぜ？なぜ？
免疫力
Q&A

免疫力アップにつながる運動、筋肉、散歩（歩く）という3つのテーマで、素朴な疑問にお答えします。なぜ運動が大切なの？ 筋肉をつけるとカラダにどんないいことがあるの？ 散歩ってそんなに大切？ 知っているだけで運動にも目的ができて、もっともっと楽しくなるはずです。

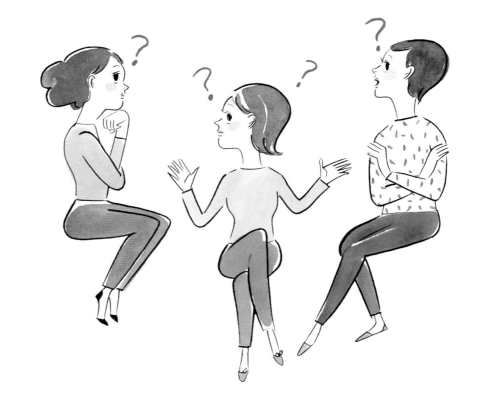

Q.なぜ、運動が大切なの？
A.骨を強くするためです。

　骨の中心部にある骨髄には、血液の主な成分である「赤血球、白血球、血小板」という3つの細胞成分があります。この3つは、それぞれ異なる働きで生命や健康を維持しており、不足すると体調をくずすだけでなく、時には、命の危険につながることもあります。

●「赤血球」が、酸素や二酸化炭素を運ぶおかげで脳が動きます。

●細菌やウイルスと戦う免疫の主体となる「白血球」のおかげで病気を予防できます。

●けがをした時に出血を止める「血小板」がなければ危険です。これを聞いただけでも、すごいですよね。

　私たちのカラダは、この3つの成分のおかげで、脳に必要な酸素が運ばれ、細菌やウイルスが侵入しても瞬時に命を落とすこともなく、またけがをしても大出血にならずにすみます。骨を強くすれば、体調不良どころか、いつも元気に過ごせます。その骨は、筋肉を動かし、刺激を入れることで成長します。
　骨にとって運動は欠かせないものなのです。

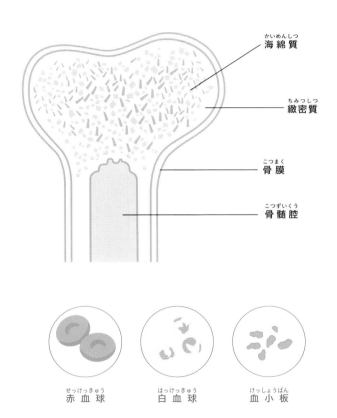

かいめんしつ
海綿質

ちみつしつ
緻密質

こつまく
骨膜

こつずいくう
骨髄腔

せっけっきゅう
赤血球

はっけっきゅう
白血球

けっしょうばん
血小板

Q. なぜ、筋肉が必要なの？
A. ミトコンドリアを増やしたいからです。

生命の源、ミトコンドリアを増やし免疫力を高めたい

　ミトコンドリアは筋肉に集中しています。酸素が大好きで、体温37℃で活性化します。体温は筋肉が70%コントロールしています。

　ミトコンドリアは、細胞の中にあり、酸素と栄養素を原料に、生命活動のエネルギー源となるATP（アデノシン三リン酸）をつくります。元気で健康的な生活を送るにはより多くのATPが必要。ATPは、免疫が体内に侵入してきたウイルスなどの病原体と戦うためのエネルギーにもなっています。

　ただ、筋肉は、25歳頃を過ぎると少しずつ量が減少し、60歳には25歳時の約60%まで落ちます。

　筋肉が必要な理由はそのほかにもたくさん。

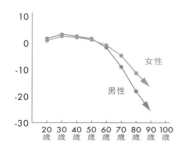

〈筋肉量の変化率〉

肌をぷりぷりにしたい、頻尿をなくしたい

　筋肉は、水分を保持する機能が高く、脱水を防いだり、夜の頻尿を防ぐ役割があります。さらに、筋肉が増えると線維芽細胞（せんいがさいぼう）の活動が活発になり、肌のハリや弾力、潤いがアップし、しわやたるみに働きかけるなどアンチエイジングへの効果が期待大です。

キレイな姿勢・スタイルを保ちたい

　背筋が伸びたキレイな身のこなしは美しい。背中が丸いのは嫌ですよね。カラダを支える筋肉をつけたい、カラダを引き締めたい、キレイなボディラインをつくって若々しくなりたい！ 筋肉をつければその理想に近づけます。また筋肉が多いと、運動時に汗をかきやすく、むくみも解消されます。

ホルモンをつくり、気持ちよく過ごしたい

　運動により筋肉が使われると、脳が刺激され成長ホルモンの分泌を促します。リーダーシップ・活力のもととなるテストステロンや、好奇心・挑戦力を高め、自信とやる気を引き出すドーパミンも増加します。

　さらに、筋肉で分泌されるマイオカインというホルモンも増加。マイオカインは、筋肉や骨の形成、糖質や脂質の代謝促進、コレステロールや血圧の安定化、生活習慣病予防などの効果が注目されています。

　また、運動するとエンドルフィンやセロトニンなどの脳内ホルモン（神経伝達物質）が分泌され、嬉しい時のような気持ちになります。

　さまざまなホルモンのおかげで、自律神経が正常に機能し、不調が改善され、よく睡眠がとれるようになります。

バランスのいい筋肉で、基礎代謝を高めたい

　筋肉が多いと基礎代謝が高くなり、日常生活でエネルギーをどんどん消耗し太りにくいカラダをつくります。

いつも笑っていたい

　ホルモンのバランスが安定すると、カラダとこころが元気になりいつも笑っていられます。基礎代謝が高いと、おいしいものをたくさん食べられます。すると笑顔がいっぱい。健康な毎日を送ることができます。

目の健康を保ちたい

　老眼になるのも、視力が落ちるのも、気力が落ちるのも、目の周りの筋肉が落ちるからです。

Q.なぜ、散歩がカラダにいいの？
A.脳が元気（活性化）になるからです。

脳が活性化し成長する

　1日20分の散歩でも、脳の神経細胞を成長・再生させ、認知機能を改善するといわれる「BDNF（脳由来神経栄養因子）」が増え、毎日続けることで脳は成長し続けるということがイリノイ大学の研究で明らかになりました。全身運動により、カラダ中に酸素や栄養が届けられ、抗酸化物質が増えて「糖化（＝細胞がこげること）」「酸化（＝細胞がさびること）」「炎症（＝細胞が火事になること）」を防ぎます。

脳疲労を取り、パフォーマンスを向上させる

　大多数の人がパソコンをやりながら、スマホでSNSのやりとりをしたりしています。さらに職場では上司に、家庭では子どもに呼ばれて、と自動操縦のような形で過ごすと集中力がなくなり、ネガティブな感情に関わる扁桃体にストレスがかかり、交感神経と副交感神経のバランスも乱れてしまいます。現代人は、起きている時間の約46%をこの状態で過ごしていると、ハーバード大学の研究で発表されました。そこで散歩です。"片足ずつ足を出す"、この単純な動きが脳の疲労を緩和し、ストレスにも強くなるのです。また、20分以上の散歩なら有酸素運動となり、脳の最高司令官である「dlPFC（背外側前頭前野）」が効率的に働きます。日常におけるさまざまな活動に欠かせない、ワーキングメモリという能力も改善します。

血流がよくなり、快眠につながる

　運動不足で血流が悪くなると、体内に疲労物質がたまりやすくなりますが、散歩などカラダを動かすことで血流がよくなり、疲労物質がキチンと排出されるようになります。また、散歩によるリラックス効果で、ストレスを感じると増えるコルチゾールが安定し、よく眠れるようになります。さらに、日中にしっかりカラダを動かすと、いい睡眠をつくるメラトニンの原料となるセロトニンが活性化するため、快眠につながります。

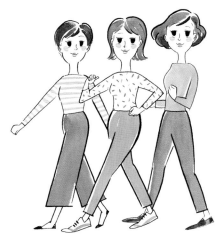

SANPO

散歩のポイント

- ●背筋を伸ばして、腕を振って歩く。
- ●リズムのいい動きに、ゆっくりと呼吸を合わせる。
- ●自然の中を散歩のために歩く（雲や花の名前も気にしてみる）。
- ●携帯電話は電源をオフにする。
- ●散歩の後に楽しみ（銭湯に行くなど）を用意しておく。
- ●あめと水を持って。
- ●カラダに合うウェアとシューズを選ぶ。
- ●パートナーや友だちと一緒に。

*参考資料
https://www.scientificamerican.com/article/why-your-brain-needs-exercise/

免疫リハビリ体操
プレミアム
4コース

この4つの体操はどれも動きはシンプルですが、一つ一つの動作の中に免疫力アップのための大切な要素がぎゅっと詰まっています。少しの動きでもポイントを押さえることで効果が期待できるので、この本を初めて使うかた、忙しいかた、運動が苦手なかた、初心者、アスリート、すべてのかたにおすすめのプレミアムな体操です。

肩や背中の凝り・目や脳の疲労改善、バストアップ

1 ぶらぶら体操
目標 **30** 回

手を前後に振ることで肩・背中のゆがみを整え、上半身の血行をよくし、脳や目の疲れ、顔のむくみやたるみを改善します。肩の力を抜き、初めはゆっくり、だんだん大きく動かして。

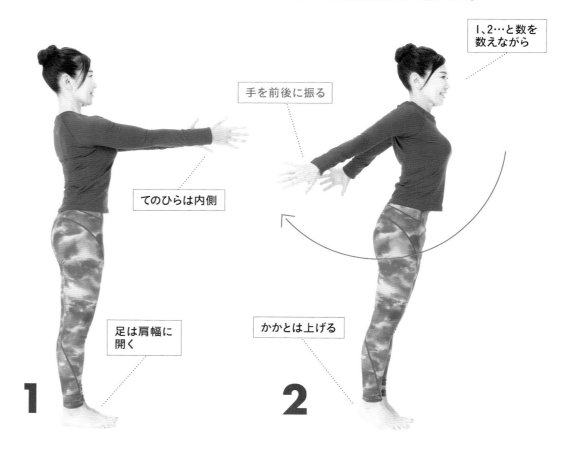

1、2…と数を数えながら

手を前後に振る

てのひらは内側

足は肩幅に開く

かかとは上げる

1

2

2 肘上げふりこ

カラダのゆがみ改善、腕・おなかまわりシェイプアップ

目標 **30**回

勢いよく手を振り上げ、両手で肩をたたきます。肘が上がることで、カラダ全体のゆがみが改善、美しい姿勢をつくります。脇腹・おなか・腕のたるみ、呼吸の改善にも。

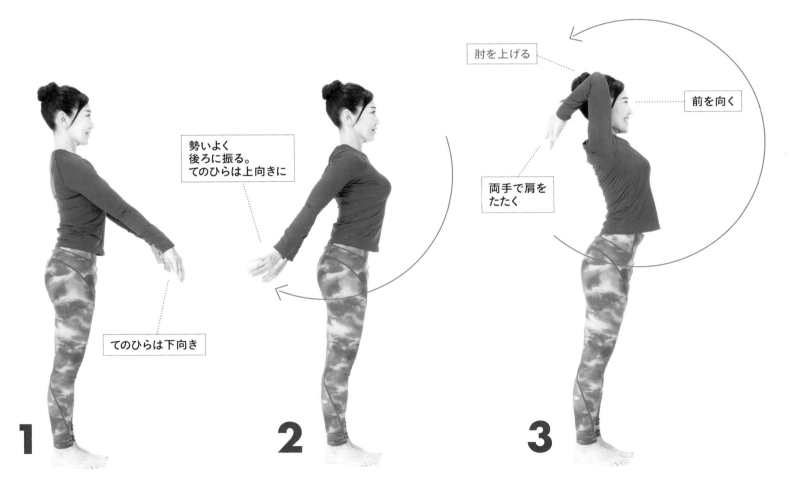

1
てのひらは下向き

2
勢いよく
後ろに振る。
てのひらは上向きに

3
肘を上げる
前を向く
両手で肩を
たたく

3 オープンハート

目標 **30** 回

肩甲骨を開き、縮める体操です。肩や背中の凝りがほぐれ、呼吸がらくになります。胸を大きく開くことで深い呼吸となり血流が促進、深い眠りに。バストアップ効果も。

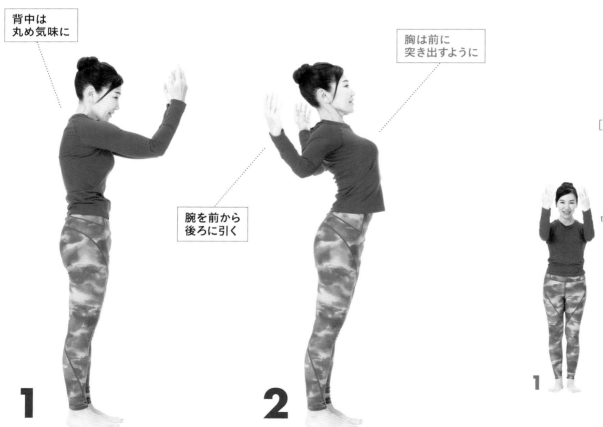

背中は
丸め気味に

1

腕を前から
後ろに引く

胸は前に
突き出すように

2

[正面から見たところ]

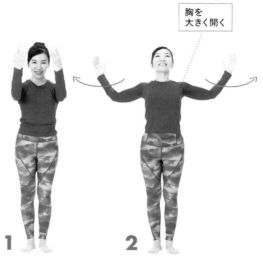

胸を
大きく開く

1　**2**

4 ジャンプ！

目標30回

全身の血行がよくなり、自律神経の乱れ、冷え、カラダのゆがみを改善。息が軽く上がる運動は、免疫力が高まり、カラダと脳が整いやる気もアップ。足のポンプ作用を使うことで、心臓への負担が軽減されます。

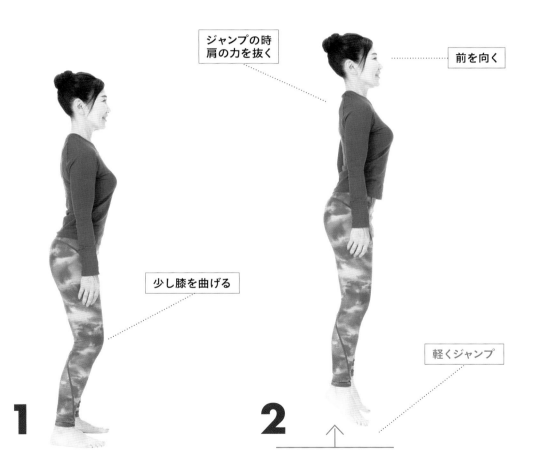

ジャンプの時
肩の力を抜く

前を向く

少し膝を曲げる

1

軽くジャンプ

2

免疫リハビリ体操❶

骨を 強くする、 姿勢を正す

ポイント

● 骨に衝撃や負荷を加える。

● 左右バランスよく動かす。
（転倒予防・脳の活性化になる）

● カルシウム、ビタミンDの摂取も大事。

〈丈夫な骨のため、積極的に摂りたい食品〉
・牛乳、乳製品（ヨーグルト）
・大豆、大豆加工品（豆腐、おから、納豆）
・魚介類（干しえび、小魚、鮭、いわしの丸干し）
・野菜（モロヘイヤ、小松菜）
・海藻類（昆布、ひじき）
・きのこ類

この体操は骨を強くすると同時に、生活習慣などでゆがんだ骨の位置を戻し、正しい姿勢にするためのものです。

骨には（**1**）カラダを動かす　（**2**）脳や内臓を守る　（**3**）カラダを支える　（**4**）血液をつくる（**5**）カルシウムを蓄える、などの5つの大切な役割があり、私たちが生きていくために欠かせないものです。成人の骨の数は、全身で206個。これらが組み合わさって骨格をつくっています。

カラダは、筋肉と骨が連動することで動いています。筋肉は腱によって骨とつながっており、骨と骨は関節がつないでいます。手や足を動かすことができるのは、脳からの指令で筋肉が伸縮し、骨が引き寄せられ関節が動くためです。

骨は、古い骨を壊し新しい骨をつくる新陳代謝を繰り返して、常に生まれ変わっています。骨密度は20歳頃に最大となり、40歳以降少しずつ低下していきますが、それは加齢とともに新陳代謝のバランスがくずれ、骨を"つくる"より"壊す"が上回ってしまうからです。特に女性は、閉経を迎え、女性ホルモンの分泌が減少するとこのバランスが大きくくずれ、骨密度が急激に低下します。また、カルシウム、ビタミンD、ビタミンKなど骨の形成に必要な栄養素を充分に摂取しない状態が続くことでも骨密度は低下します。骨密度の低下は骨粗鬆症のリスク増につながるため、無理な食事制限は行なわないようにしましょう。一方で、いくらカルシウムの摂取量を増やしても、運動不足では骨にカルシウムは沈着しません。運動により骨に適度な負荷をかければカルシウムは沈着しやすくなり、また骨をつくる細胞も活性化し、強度が増します。

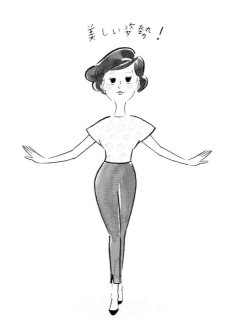

美しい姿勢！

尿もれ・更年期症状の改善、足腰の筋力アップ

一直線ジャンプ

左右 **6** 回ずつ

両足の着地点を一直線に。ジャンプすることで骨を強くし、内ももを締めることで尿もれを防ぎます。バランス動作で三半規管の機能を高めるので、めまい、うつ、更年期症状の改善にも。

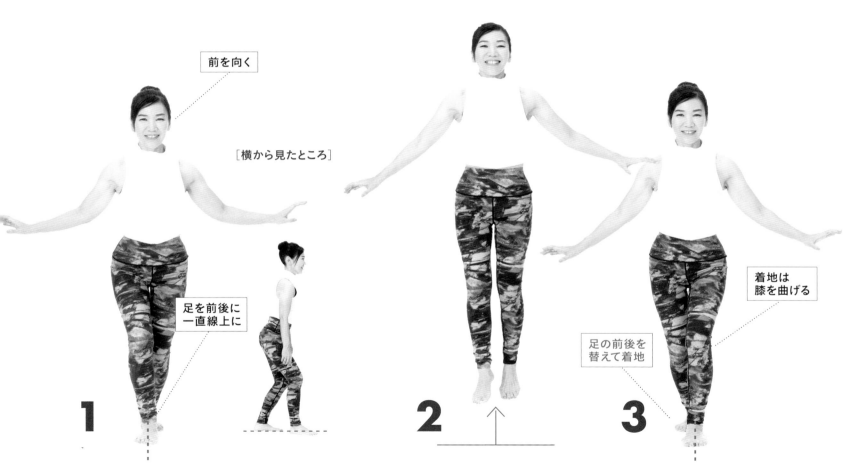

前を向く

[横から見たところ]

足を前後に一直線上に

着地は膝を曲げる

足の前後を替えて着地

1

2

3

骨

太もも・脇腹シェイプアップ、基礎代謝アップ、全身運動

屈伸ガッツポーズ

30回

全身運動でカラダを支える筋肉を強化し、基礎代謝をアップして太りにくいカラダに。普通の腹筋運動をするよりおなかは引き締まり、背中もすっきり。

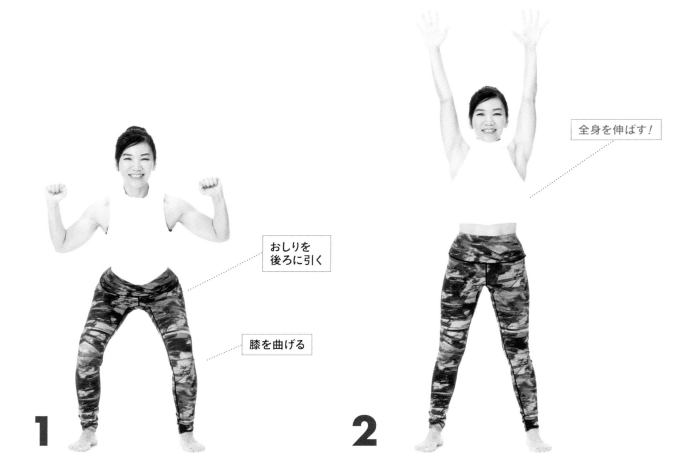

おしりを
後ろに引く

膝を曲げる

全身を伸ばす！

1

2

立つ・歩く・走る筋力アップ、三半規管の調整、脳の活性化

片足バランス

片足 **30** 秒ずつ

片足全体にカラダをのせ、重心はくるぶしの下に。バランスをとりながら立つことで下半身の筋力がアップし、血行も改善。軸ができるとこころが強くなります。

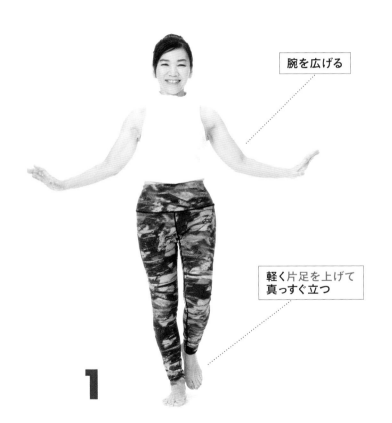

腕を広げる

1

軽く片足を上げて
真っすぐ立つ

［横から見たところ］

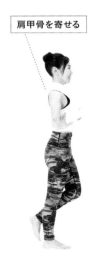

肩甲骨を寄せる

のんびりハイニー

左右 **30** 回ずつ

膝を上げることで、体幹を強化し、おしり、太もも、ふくらはぎ、インナーマッスルなど、下半身の可動性と柔軟性を高めます。美しい脚のラインやおしりをつくります。

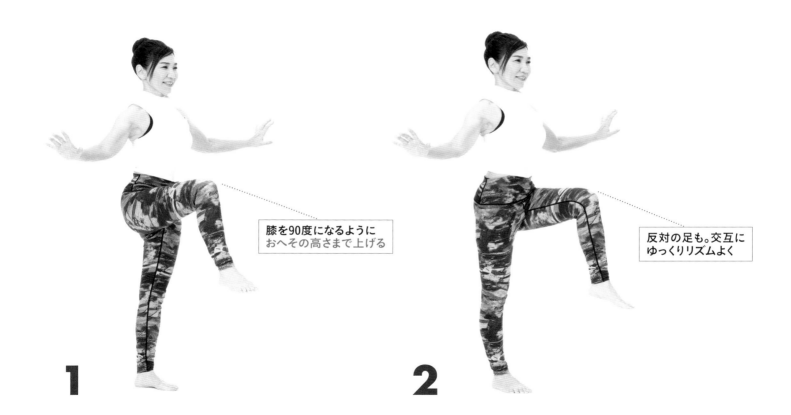

1

膝を90度になるように
おへその高さまで上げる

2

反対の足も。交互に
ゆっくりリズムよく

美しい姿勢、ウエストシェイプアップ、内臓の活性化

お山ひねり

10往復

膝をくっつけて行なうことで下半身の骨格を整え、脳神経を刺激します。カラダをひねることでウエストを引き締め、胃腸など内臓の働きを活性化します。

手を組んで
カラダをひねる

膝を立てる

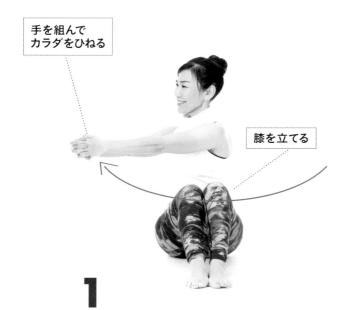

1

反対側にひねる

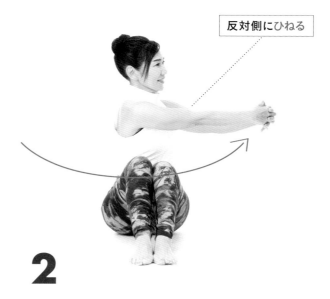

2

カラダのゆがみ・五十肩・手の痛み改善、脳（神経）の活性化

腕くるり

左右 3 回ずつ

腕をひねることは日常生活での一般的な動作にないため、血行不良になりやすい。手を組んでひねることで、手・腕・肩の柔軟性を高め、手のこわばりや五十肩なども改善。上になる手を替えて3回ずつ行ないます。

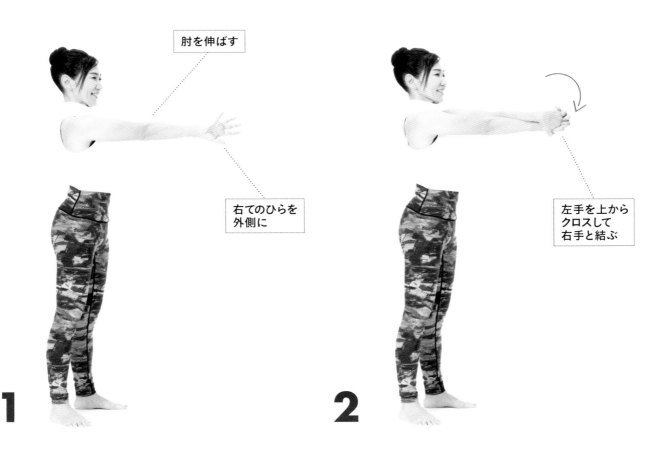

1

肘を伸ばす

右てのひらを外側に

2

左手を上からクロスして右手と結ぶ

24

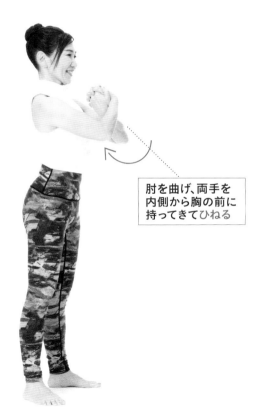

肘を曲げ、両手を
内側から胸の前に
持ってきてひねる

3

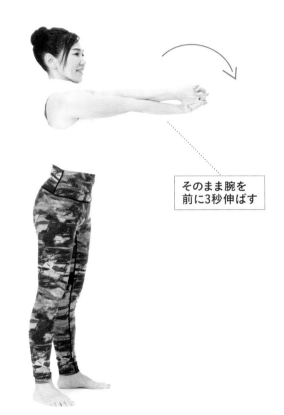

そのまま腕を
前に3秒伸ばす

4

ツイスト

左右 **20** 回ずつ

膝をひねることで、普段使わない内ももの筋肉を強化します。腰をひねることで骨盤のゆがみが改善し、内臓の働きもよくなります。腰・膝・股関節の痛みの予防にも。

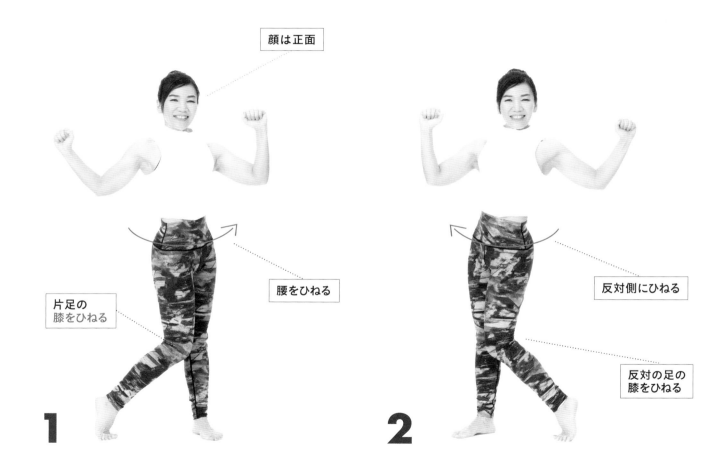

顔は正面

腰をひねる

片足の
膝をひねる

1

反対側にひねる

反対の足の
膝をひねる

2

カラダの柔軟性アップ、リンパの流れ・腰痛改善、デトックス

骨

美脚ストレッチ

片足 **20** 秒ずつ

つま先を上げ、おしりを引くことで太ももの裏やふくらはぎ、アキレス腱が伸びます。カラダの背面の柔軟性が高まることで、腰痛の予防・改善に。むくみも解消し、足がすっきり。

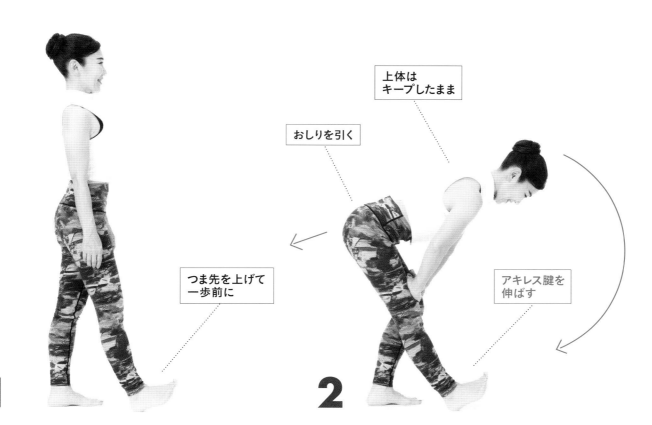

1

つま先を上げて
一歩前に

2

おしりを引く

上体は
キープしたまま

アキレス腱を
伸ばす

免疫リハビリ体操 ❷
筋肉、しなやかに動かす

この体操は筋肉に刺激を入れると同時に、日常生活における姿勢や動作の癖によって生じた筋肉のアンバランスを改善し、しなやかな動きやすいカラダにするためのものです。

鏡の前に立ち、自分のカラダをじっくり観察してみてください(骨格模型を見ると仕組みがよくわかります)。ゆがみのない正しい姿勢だと、しなやかで美しい動きができます。この動きの中では、深い呼吸がリラックス効果をもたらし、血液の循環や免疫システムもキチンと働きます。正しい姿勢は、カラダを支える筋肉と骨のバランスが正しく保たれることでつくられます。

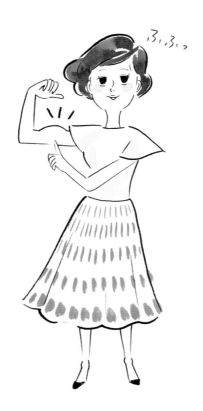

カラダには640個の筋肉があります。日常のあらゆる動作や内臓の働きに関わっており、生命活動を維持する上で、重要な役割を果たします。その役割や構造によって、筋肉は大きく3つに分類されます。

1 「骨格筋」は、カラダを支え、動かす筋肉で、腕や脚の筋肉、腹筋、背筋などがあります。筋肉全体の約40%を占めており、運動により増やすことができます。

2 「心筋」は、心臓の壁をつくっている筋肉で、全身に血液を送り出すポンプの役割をしています。

3 「平滑筋」は、消化管や血管を動かし、消化や血流の助けをしている筋肉です。

ポイント

● 関節の可動域を広げながら、カラダを大きく動かす。

● すべての筋肉を使う。

● 鏡を見て、筋肉を意識しながら行なう。

※イラストは脚の筋肉のイメージです

〈筋肉のために一緒に摂りたい栄養素〉
・たんぱく質(肉類、魚類、卵、乳製品など)
・ビタミンD(魚類、きのこ類など)
・ビタミンB₁(豚肉、豆類など)・ビタミンB₂(レバー、納豆、卵など)・ビタミンB₆(まぐろ、鮭、バナナ、ごまなど)

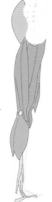

筋肉

腰痛改善、ウエストシェイプアップ、背筋・内臓強化

体幹ひねり

左右 **20** 回ずつ

下半身を固定してカラダの軸を中心に肩を引きながら上半身をひねります。脇腹や下腹部のぜい肉が取れ、猫背も改善、内臓強化にもなる全身運動です。

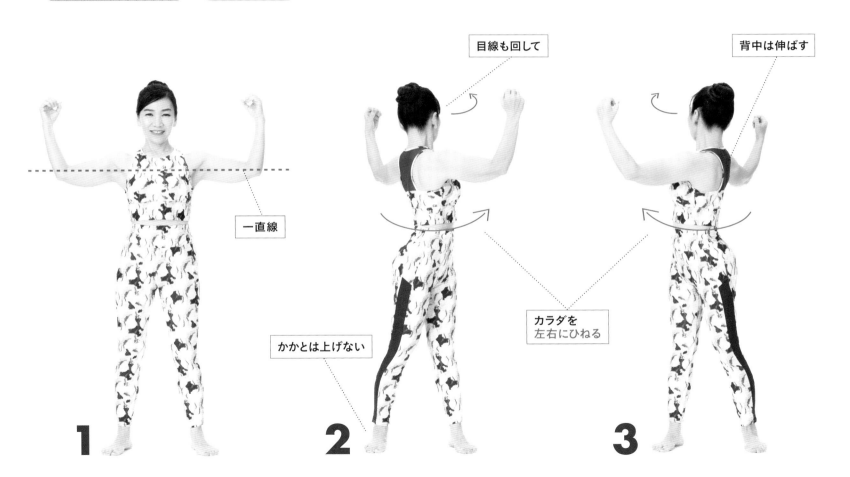

目線も回して

背中は伸ばす

一直線

かかとは上げない

カラダを
左右にひねる

1　**2**　**3**

筋肉 ぶんぶんおしりタッチ

30回

息を吐き、手も大きく振りながら後方に回した手でおしりをタッチすると、腹式呼吸と同様の効果に。左右で30回やるとカラダがポカポカして、自律神経も整う全身運動です。

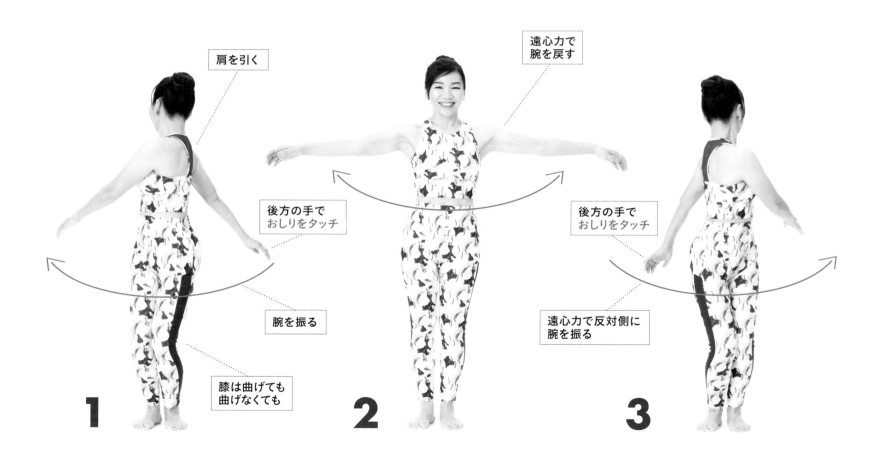

肩を引く

遠心力で腕を戻す

後方の手でおしりをタッチ

後方の手でおしりをタッチ

腕を振る

遠心力で反対側に腕を振る

膝は曲げても曲げなくても

1

2

3

筋肉

巻き肩・肩凝り・猫背改善、血行・血流アップ

ペンギンポーズ

5回

呼吸に合わせて大きく上下することで、肩のリラックスと強化になります。手首を4秒ひねることで、巻き肩の改善やバストアップ効果が得られます。

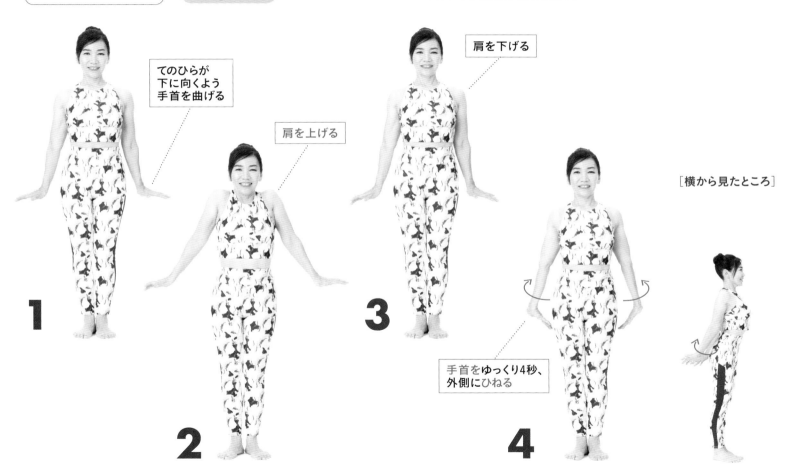

1

てのひらが
下に向くよう
手首を曲げる

2

肩を上げる

3

肩を下げる

4

手首を**ゆっくり4秒、**
外側にひねる

［横から見たところ］

筋肉

ツイストポン

10回

29ページの「体幹ひねり」から床を蹴ってジャンプ！ 足を閉じて着地します。運動能力（瞬発力、敏捷性、バランス力、協調性）、感覚神経など若々しさを保つための全身の能力アップの体操です。右から行なったら、次は左から。

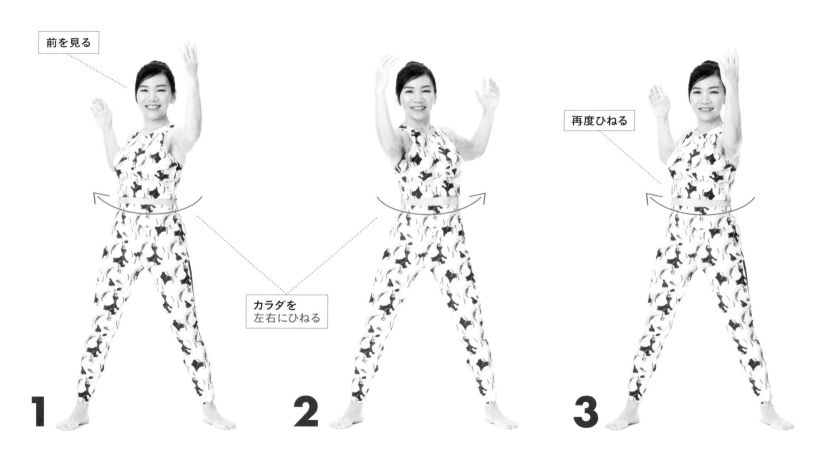

前を見る

カラダを
左右にひねる

再度ひねる

1 **2** **3**

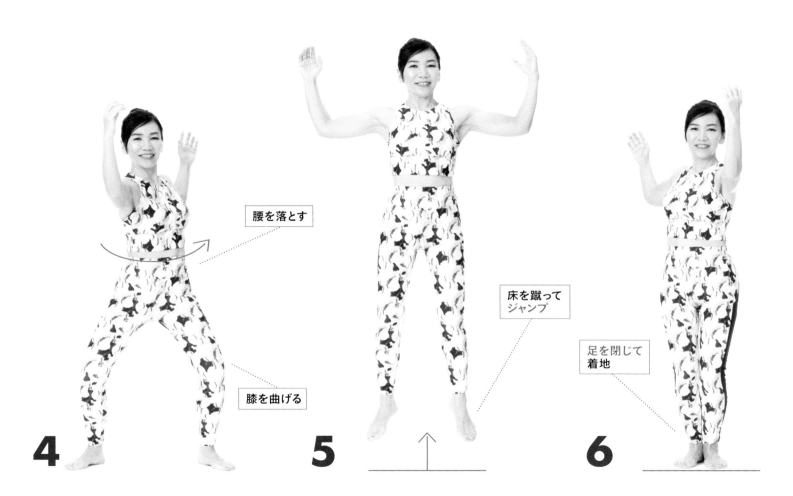

4 腰を落とす

膝を曲げる

5 床を蹴ってジャンプ

6 足を閉じて着地

筋肉 バストアップ腕上げ

5回

胸を開き肩甲骨を寄せて腕を上げると肩の柔軟性が高まり、姿勢が矯正されます。呼吸がらくになるので、更年期のイライラ、動悸、不安が改善され快眠につながります。

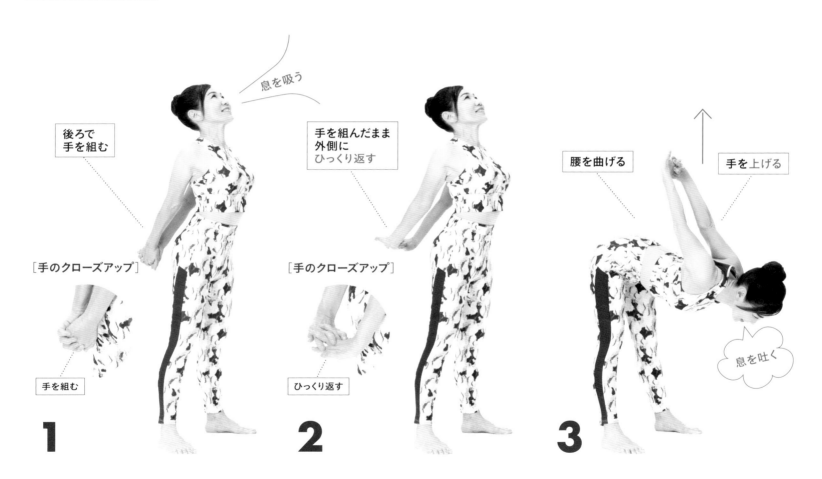

息を吸う

後ろで手を組む

手を組んだまま外側にひっくり返す

腰を曲げる

手を上げる

［手のクローズアップ］

手を組む

［手のクローズアップ］

ひっくり返す

息を吐く

1　**2**　**3**

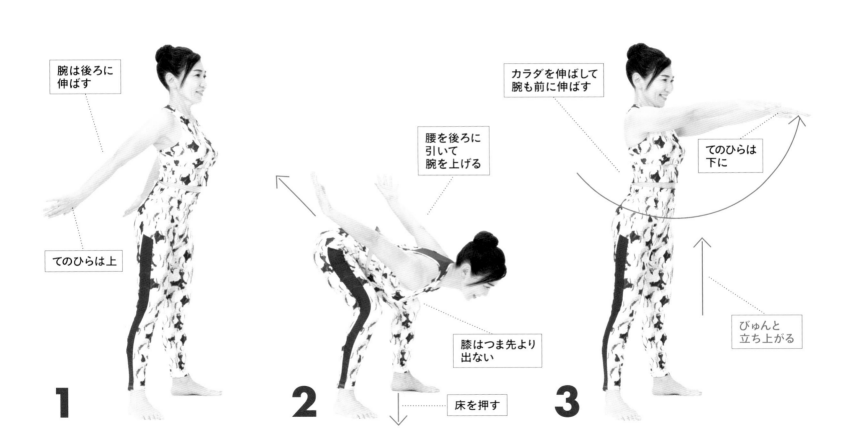

筋肉

ダイナミックスクワット

30回

おしりを倒しながら膝を曲げ、足の裏全体で床を押してびゅんと立ち上がる反動をつけたスクワットです。下半身からの全身運動で免疫力を大幅アップ！

腕は後ろに伸ばす

てのひらは上

1

腰を後ろに引いて腕を上げる

膝はつま先より出ない

床を押す

2

カラダを伸ばして腕も前に伸ばす

てのひらは下に

びゅんと立ち上がる

3

免疫リハビリ体操　プレミアム4コース　骨の体操　筋肉の体操　呼吸の体操

筋肉

ぜい肉しぼり

左右 **20** 回ずつ

膝をくっつけておしりを後ろにずらしながら座ります。カラダをひねり、息を吐くことで、おなかまわりを刺激して胃腸の働きを整えます。消化・吸収がよくなり、便通の改善やデトックス効果も大。

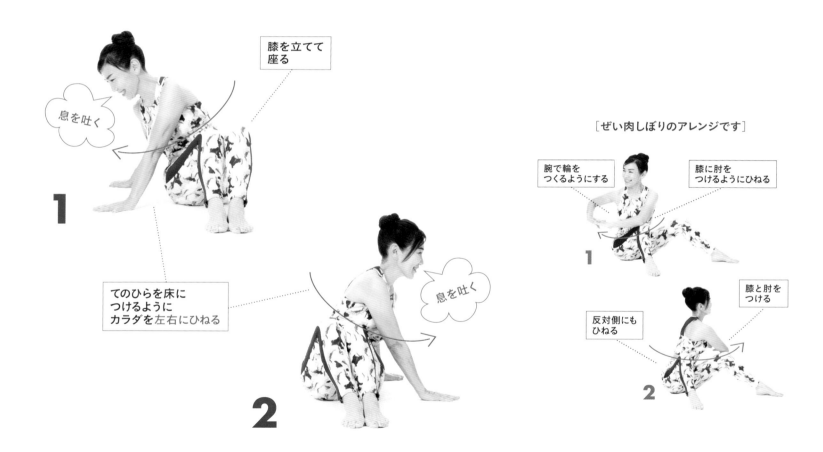

1

息を吐く

膝を立てて座る

てのひらを床につけるようにカラダを左右にひねる

2

息を吐く

[ぜい肉しぼりのアレンジです]

腕で輪をつくるようにする

膝に肘をつけるようにひねる

1

反対側にもひねる

膝と肘をつける

2

筋肉バランス改善、腱の強化、膝痛・腰痛予防

筋肉

膝グーパー
20回

カラダが前に倒れないように丁寧に膝でグーパー。関節の可動域と筋力を向上することで、加齢による変形性関節症を予防します。しっかり「パー」をするとヒップアップ効果が大です。

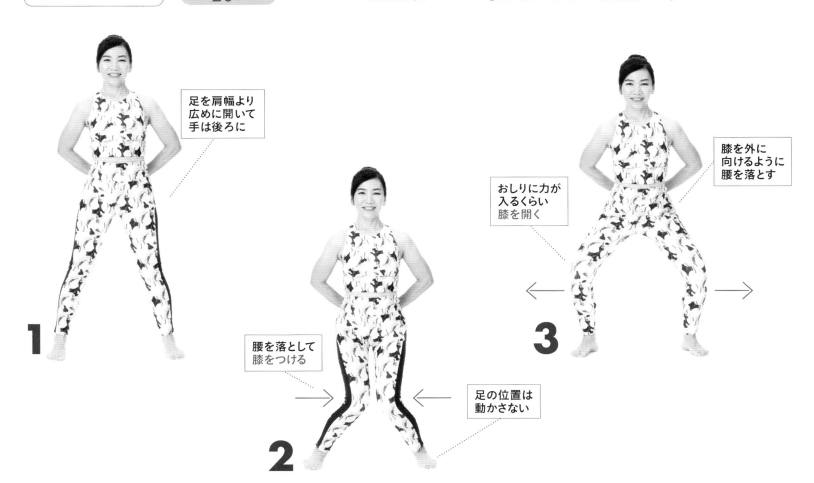

1 足を肩幅より広めに開いて手は後ろに

2 腰を落として膝をつける／足の位置は動かさない

3 おしりに力が入るくらい膝を開く／膝を外に向けるように腰を落とす

筋肉 バレリーナ

左右 **15** 回ずつ

足を右に左に大きく振り上げます。股関節周辺がほぐれ、リンパの働きでデトックスや美脚効果に。体幹強化になり、メンタルも改善します。

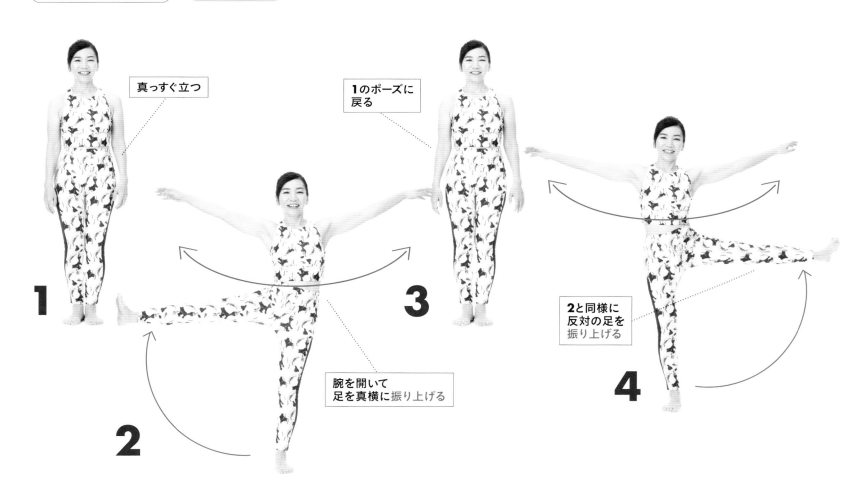

1 真っすぐ立つ

2 腕を開いて足を真横に振り上げる

3 1のポーズに戻る

4 2と同様に反対の足を振り上げる

冷え・むくみ・腰痛改善、下半身強化、ヒップアップ

筋肉 しこ踏みスライド

10回

両足を開いて構え、カラダが上下しないように左右にスライドします。股関節まわりの柔軟性が高まり、おしりや太ももを中心に筋力アップ！歩行がらくになり、転倒防止に。

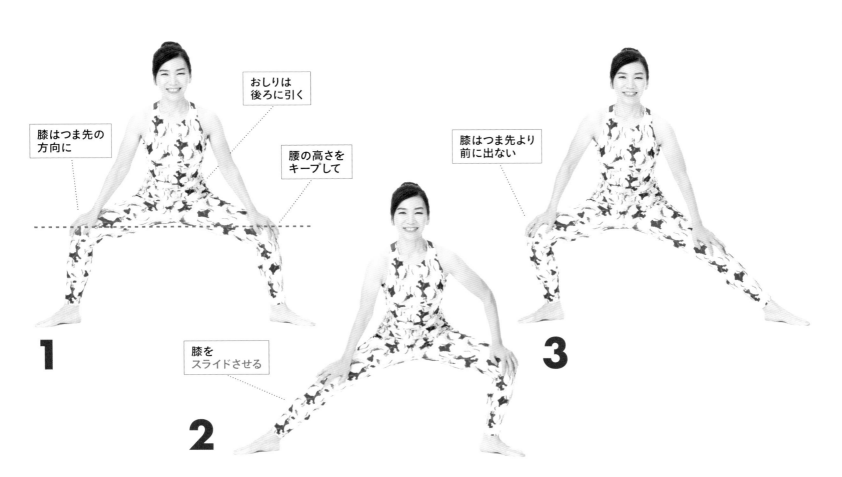

膝はつま先の方向に

おしりは後ろに引く

腰の高さをキープして

膝はつま先より前に出ない

膝をスライドさせる

1

2

3

免疫リハビリ体操 ❸

呼吸で、酸素を脳に届ける

ポイント

- カラダを大きく動かす。
- 初めは、呼吸は気にせずリラックスして、1・2・1・2と掛け声をかけながら、気持ちよく行なう。
- 慣れてきたら「伸ばす時に吸う」、これだけで大丈夫。
- 習慣になったら、「力を抜く時に吐く」。

この体操は肺を囲む肋骨まわりの筋肉や横隔膜の伸縮をスムーズにすることで、肺を大きく膨らませられるようにし、深い呼吸をできるようにするためのものです。

免疫リハビリ体操の中でも、とても大切なメソッドです。

パソコンや携帯電話を長時間使用するなど前かがみの姿勢が続くと、カラダはロックされ呼吸が浅くなってしまいます。大きく深い呼吸は、自律神経の働きを正常に導き、ストレスのコントロールや、イライラの緩和、ホルモンバランスの安定にもつながります。

また、就寝前のゆっくりとした呼吸に合わせた体操は（70ページ）、副交感神経を優位にし血流をよくすることで質のいい睡眠をつくり、カラダやこころ、脳の疲労回復を促します。

普段から自然と深い呼吸ができるようになると、全身に酸素と栄養が充分に届けられ、カラダのさまざまな機能が活性化し、冷え性や更年期症状といった不調が改善されます。体内リズム・生活リズムも整ってきて、毎日を元気に過ごせるようになります。

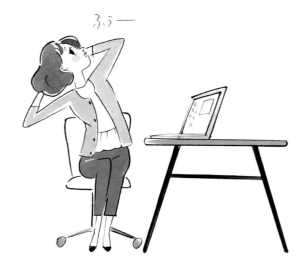

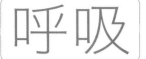

疲労回復、自律神経を整える、更年期症状・腕のたるみ改善

呼吸

深呼吸
15 回

大きく手を広げ、かかとを上げて全身の血行を改善。息を吸って吐くことで、横隔膜が刺激され自律神経が整い、生理痛、生理不順にも効果的。

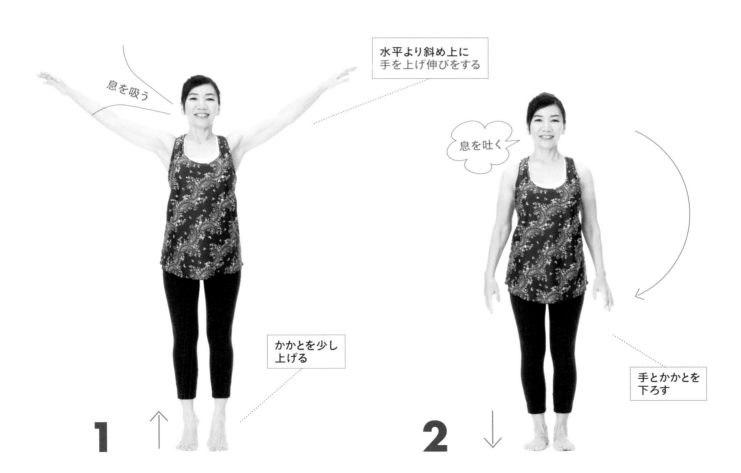

息を吸う

水平より斜め上に手を上げ伸びをする

かかとを少し上げる

1 ↑

息を吐く

手とかかとを下ろす

2 ↓

呼吸 両肘ぐるぐる

30回

左右リズムよく行なうことで、肩、首、背がほぐれ、脳への血流が増します。心肺機能も向上、更年期やカラダのゆがみからくる症状の改善になります。

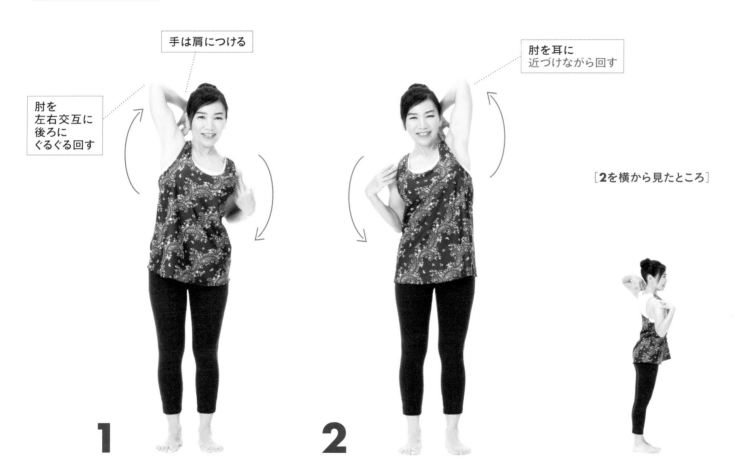

手は肩につける

肘を
左右交互に
後ろに
ぐるぐる回す

肘を耳に
近づけながら回す

[2を横から見たところ]

1

2

呼吸

背筋伸ばし

6回

腕を前から後ろに、そして背筋は伸ばしながら腕を後ろから前に勢いよく振り、カラダを大きく反らします。内臓機能が向上するほか、首や背中、腰の筋肉が強化され、全体的なカラダのバランスがよくなり、腰痛の改善にも効果的。

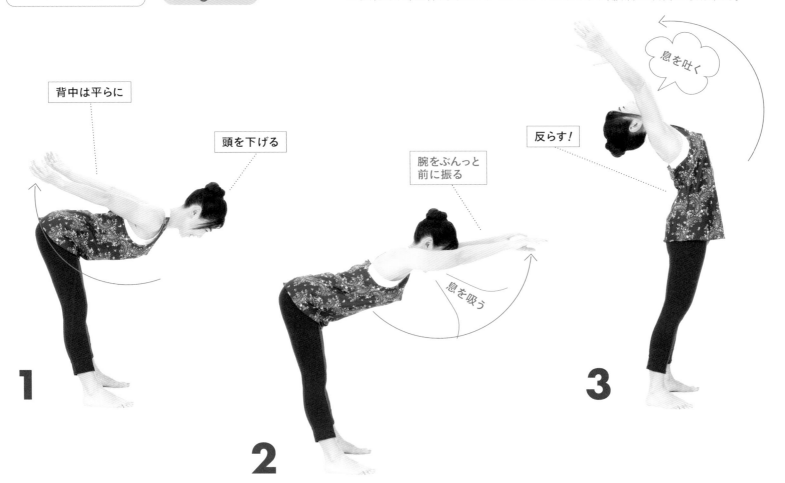

背中は平らに

頭を下げる

腕をぶんっと前に振る

息を吸う

反らす！

息を吐く

1

2

3

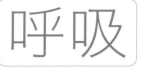

慢性疲労・アレルギー症状改善、快眠

呼吸 てのひらパンパン

30回

反動をつけて、カラダの前後で「パン！パン！」とリズムよく、
はっきりと。初めは後ろが難しくても次第にできるように。
その頃には腕も背中もおなかもたるみが取れてすっきり。

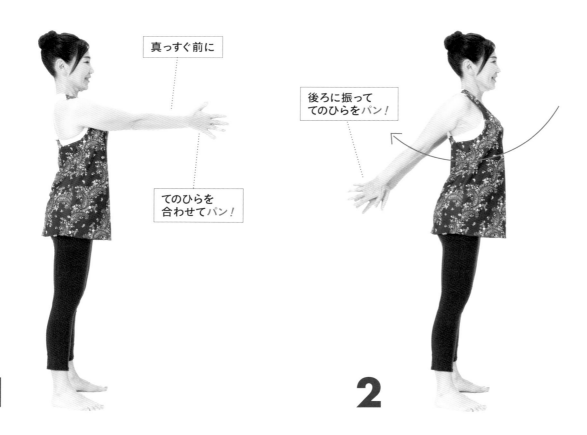

真っすぐ前に

てのひらを
合わせてパン！

後ろに振って
てのひらをパン！

1

2

呼吸

筋肉バランス改善、疲労回復、胃腸を整える、入眠改善

体側伸ばし

たいそく

左右 **20** 回ずつ

脇腹を意識することでウエストシェイプに。右に傾けたら右手は膝まで。左手はできるだけ脇の近くまで。内臓の働きを活性化。姿勢改善にも。

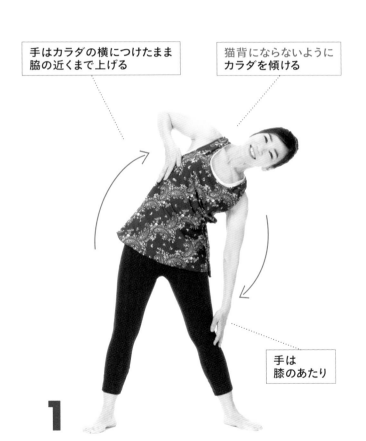

手はカラダの横につけたまま脇の近くまで上げる

猫背にならないようにカラダを傾ける

手は膝のあたり

1

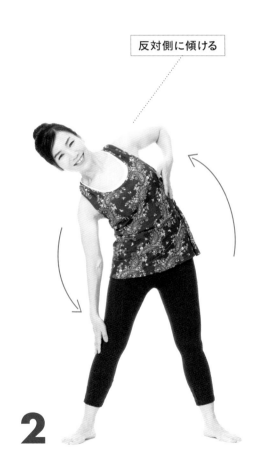

反対側に傾ける

2

呼吸

空を見上げて

6回

カラダの深部、広範囲の筋肉までアプローチ。胸を開き、肘を高く上げ、空を見上げる姿勢によって、脳の神経まで刺激されます。

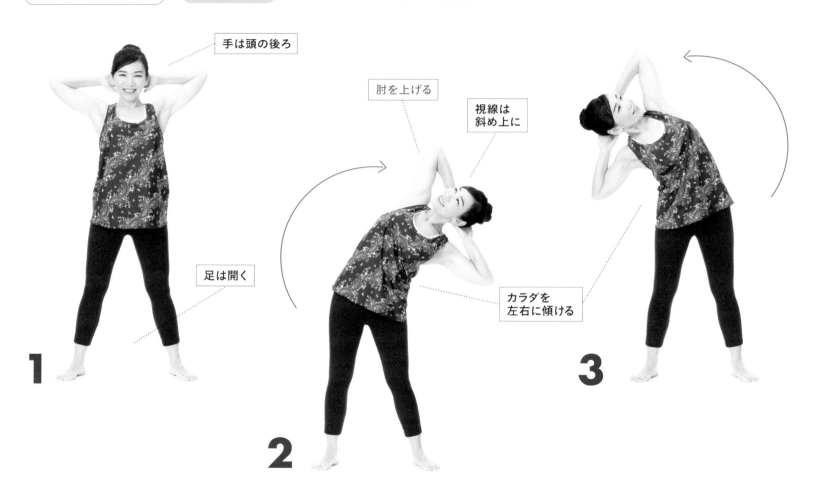

手は頭の後ろ

肘を上げる

視線は
斜め上に

足は開く

カラダを
左右に傾ける

1

2

3

生活習慣病・慢性疲労改善、深い呼吸

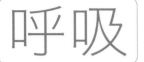

腕大回転

左右 **30** 回ずつ

正しい姿勢で、腕を親指から上に上げ、耳の近くを通り過ぎたら、小指から後ろに大きく回します。ゆっくり回したり、早く回したりすることで全身の疲れが回復します。

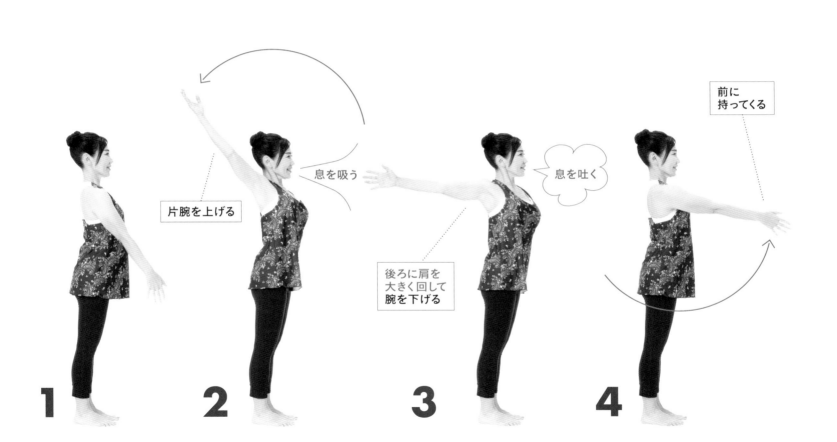

片腕を上げる

息を吸う

後ろに肩を大きく回して腕を下げる

息を吐く

前に持ってくる

1　　**2**　　**3**　　**4**

骨盤底筋アップ、疲労回復、下半身安定、代謝促進

呼吸 大きく樽投げ

左右 **10** 回ずつ

目線は上に、手を高く上げて体重を移動しながら、流れるようにカラダを伸ばします。圧迫されていた血管が解放されて、全身に酸素と栄養が行き渡ります。

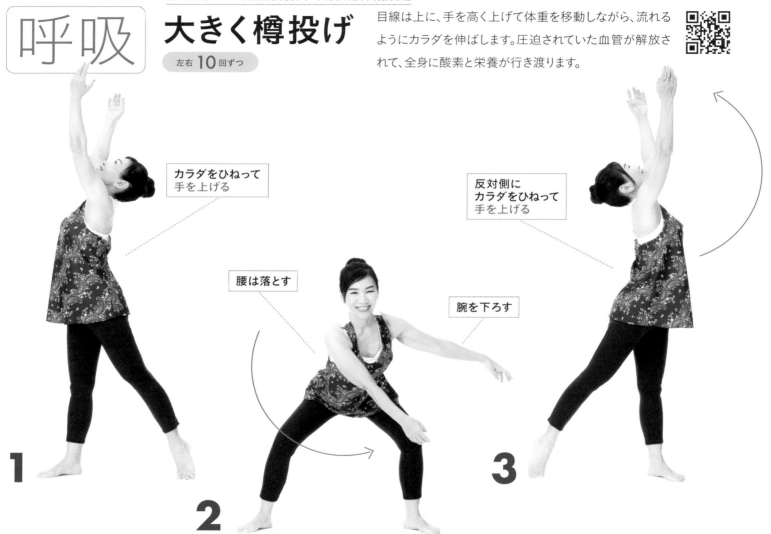

カラダをひねって手を上げる

腰は落とす

腕を下ろす

反対側にカラダをひねって手を上げる

1

2

3

脇腹伸ばし、体幹をつくる、気分転換

呼吸 たけのこニョキッ
15回

肘を大きく開き、かかとをつけてつま先は外に。上半身と下半身を連動して動かします。足が真っすぐ伸びてキレイなカラダをつくります。ニョキ、ニョキと声を出して楽しんで！

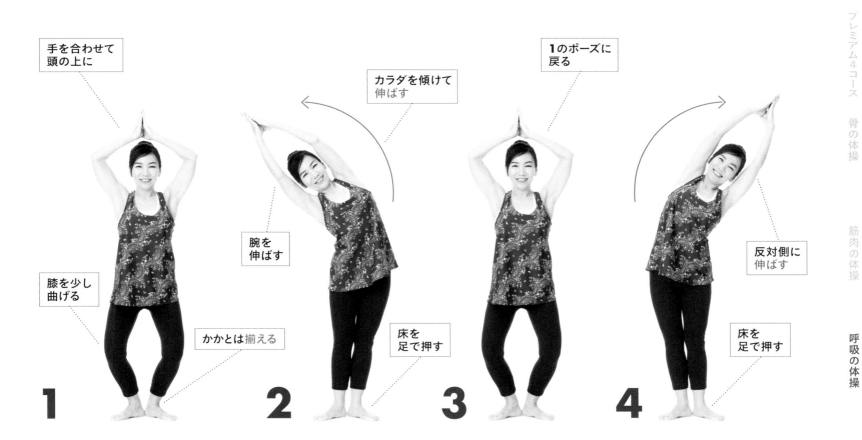

1
- 手を合わせて頭の上に
- 膝を少し曲げる
- かかとは揃える

2
- カラダを傾けて伸ばす
- 腕を伸ばす
- 床を足で押す

3
- 1のポーズに戻る

4
- 反対側に伸ばす
- 床を足で押す

免疫リハビリ体操④
脳のための足の体操

この体操は足を整えることで正しく美しいアライメント（姿勢）をつくり、神経回路を活性化させることで脳の働きをよくするためのものです。

私たちのカラダには、メカノレセプターと呼ばれる感覚センサーが至るところに存在しています。特に足の裏にはこのセンサーが数多くあり（イラスト左参照）、地面の傾斜や凸凹などの微細な情報を脳へ伝えています。脳は受け取った情報をもとに瞬時に各筋肉に指令を出し、それにより私たちはバランスをとったり、姿勢を維持したり、歩き方を調整したりすることができます。そして、これらの体勢を支えているのが足裏の3つのアーチです（イラスト右参照）。このアーチがくずれているとメカノレセプターがうまく機能せず、脳に間違った情報が伝わり適切な指令が出されず、本来使わなくてもいい筋肉に力が入ったり、足やカラダにさまざまなトラブルを引き起こすことにもつながります。足のアーチを整え、メカノレセプターの感度を上げるためには、足裏だけでなく足全体を刺激することが大切です。

足の体操やマッサージをすると血流がよくなって、脳が活性化し、神経の伝達がスムーズになります。すると自律神経が整い、免疫機能が向上、物忘れ改善にもなります。また、正しいアライメントを保つための筋肉（頭から肩甲骨、背中からおしり、胸からおなか、骨盤周辺、太ももやふくらはぎの筋肉）が強化され、カラダのゆがみが改善し、軸ができて体幹が強くなったり、カラダの動きがスムーズになります。疲れも取れるので、カラダがすっきり軽くなります。メカノレセプターは、使わなければその機能はどんどん低下していくので、毎日の生活に体操やケアを取り入れていきましょう。

【基本の正しい姿勢】

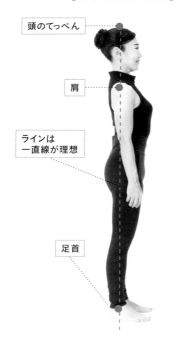

頭のてっぺん
肩
ラインは一直線が理想
足首

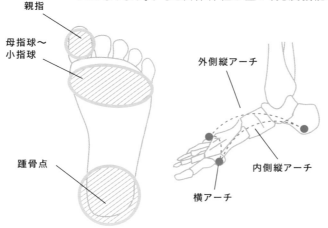

親指
母指球～小指球
踵骨点
メカノレセプターが集中している箇所

外側縦アーチ
内側縦アーチ
横アーチ

足の
ウォーミングアップ

足の感覚センサーを活性化し、脳の働きを高めるには足先の筋肉を動かす体操から始めるのがおすすめです。このウォーミングアップだけでも効果があります。

甲をゆるめる、足骨バランス改善、
足のつり予防

01- 足の甲を伸ばす

片足 **10** 秒ずつ

足の指ではなく、足の甲を伸ばします。足の筋肉やじん帯が伸び、血行がよくなり「足のつり」を予防します。

筋肉・じん帯・腱の柔軟性アップ、膝の動きをよくする、脳（神経）の活性化

02- 足首を伸ばして、指を開いて、
　　足首を曲げる

10 回

足の可動域を最大限に動かします。足のアーチが強化され、足裏の疲れや不快感が緩和され、歩行時のバランスが安定します。

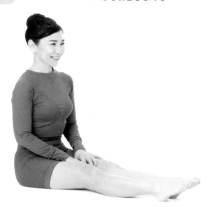

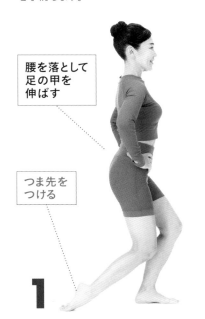

腰を落として
足の甲を
伸ばす

つま先を
つける

1

1 足の指を前に
真っすぐに伸ばす。

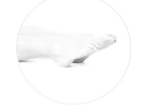

2 足は**1**のまま
指を立てて開く。

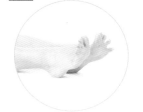

3 足首を90度
上に曲げる。

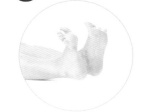

足の
ウォーミングアップ

03 - つま先を内外、左右、かかとを上下に動かす

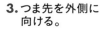

10 回ずつ 2 セット

足の可動域を最大限にします。血行が促進され、柔軟性が高まり安定することで、スポーツや日常生活でのけがのリスクが減り、むくみや疲れも軽減します。

［基本の座り姿勢］

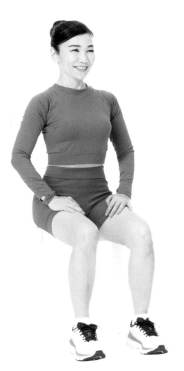

つま先を内外

1. 足を少し開いて床につける。

2. 両足のつま先をくっつける。

3. つま先を外側に向ける。

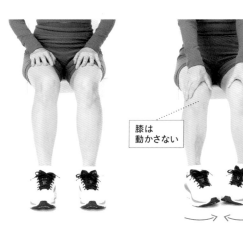

膝は
動かさない

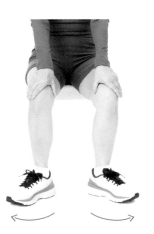

つま先を左右

1. 足を少し開いて、
つま先を浮かせる。

2. かかとは床につけたまま
つま先を左右に動かし床にタッチする。

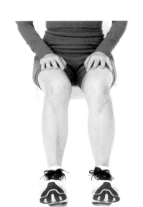
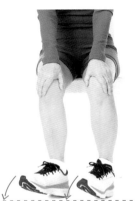
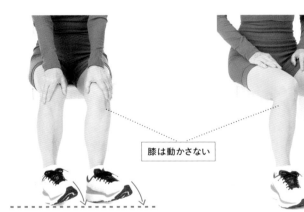

膝は動かさない

かかとを上下

1. 足を少し開いて
床につける。

2. つま先をついて
かかとを上下させる。

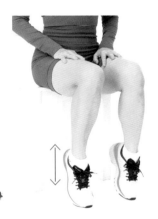

53

ホルモンや免疫細胞の活性化、血行・血流アップ、アンチエイジング

バーピー75歳版

左右 **5** 回ずつ

有酸素運動の一つです。姿勢がよくなることで、柔軟性、血流が増し、脳に酸素と栄養が行き渡ります。集中力、認知機能、ストレス耐性も向上、気分転換にもなります。

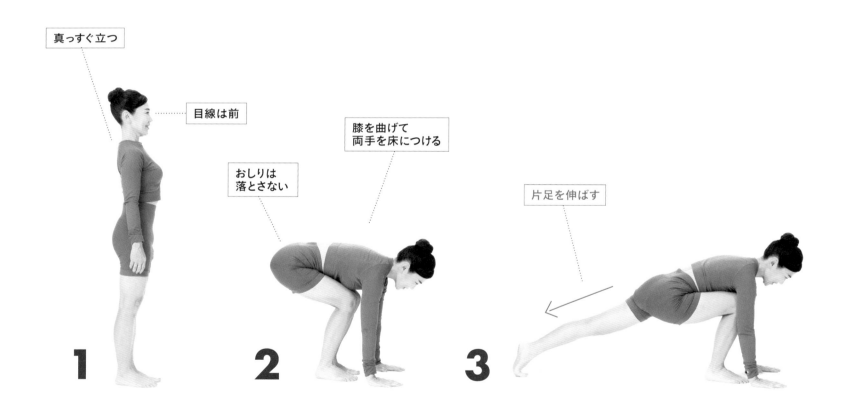

真っすぐ立つ

目線は前

膝を曲げて両手を床につける

おしりは落とさない

片足を伸ばす

1

2

3

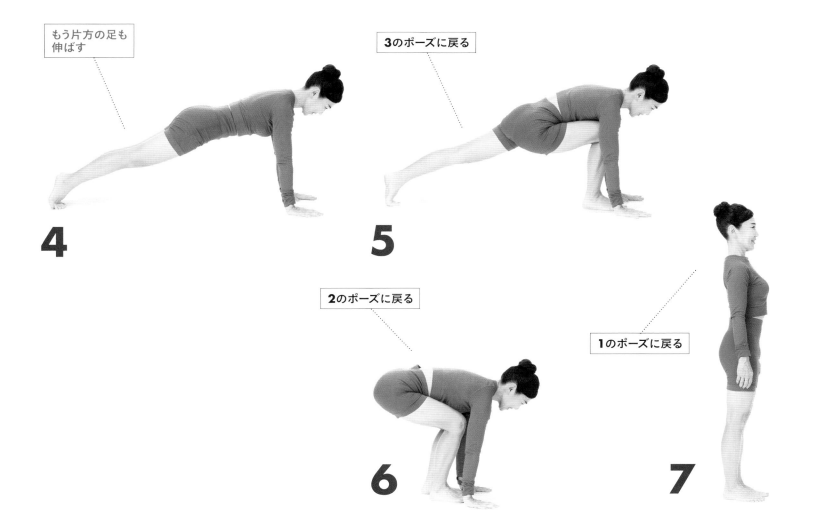

もう片方の足も
伸ばす

3のポーズに戻る

4

5

2のポーズに戻る

1のポーズに戻る

6

7

足の体操

ペットボトルステップ

30回

正しい歩行のための「体重移動」です。背筋を伸ばし、軸足に体重をのせた正しい歩行ができるようになると、脳は必要な情報を正確に処理、筋肉や関節、呼吸・循環系の働きを活性化します。

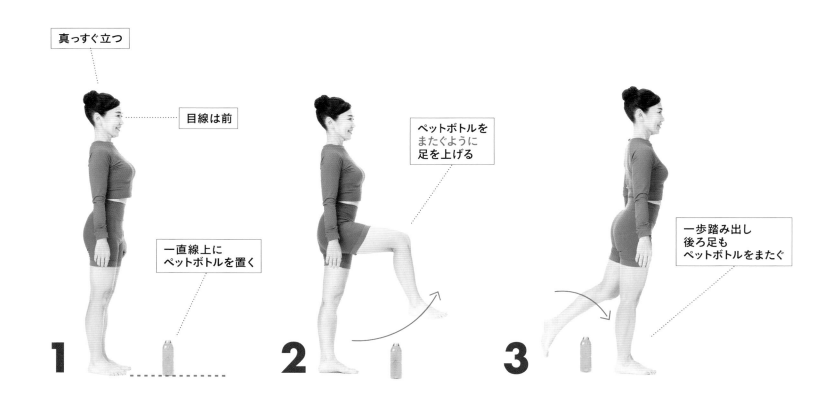

真っすぐ立つ

目線は前

一直線上に
ペットボトルを置く

1

ペットボトルを
またぐように
足を上げる

2

一歩踏み出し
後ろ足も
ペットボトルをまたぐ

3

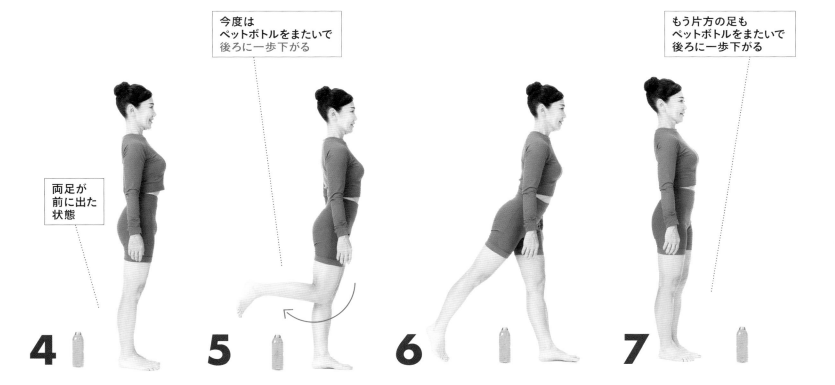

両足が
前に出た
状態

4

今度は
ペットボトルをまたいで
後ろに一歩下がる

5

6

もう片方の足も
ペットボトルをまたいで
後ろに一歩下がる

7

壁スクワット

足の体操

10回

筋肉の質や骨密度、心肺機能が向上。脳神経回路の活性化で運動能力もアップします。おしりを壁づたいにリズミカルに上下させます。

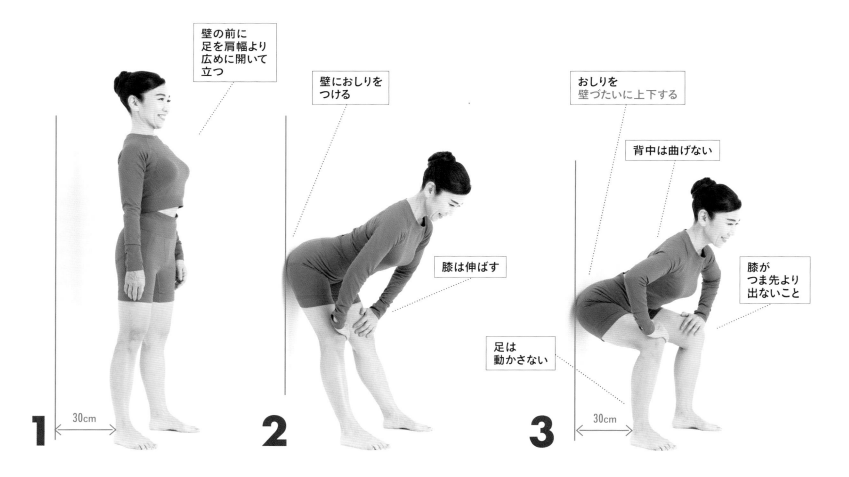

壁の前に足を肩幅より広めに開いて立つ

壁におしりをつける

おしりを壁づたいに上下する

背中は曲げない

膝は伸ばす

膝がつま先より出ないこと

足は動かさない

1 30cm

2

3 30cm

筋肉バランス改善、体幹強化、脳の活性化

足の体操　膝曲げ　**30回**

正しい歩行のための矯正です。癖のあるアンバランスな筋肉が原因で痛み、不調、緊張感は引き起こされます。正しい姿勢をつくることは適切な健康効果を生み出します。

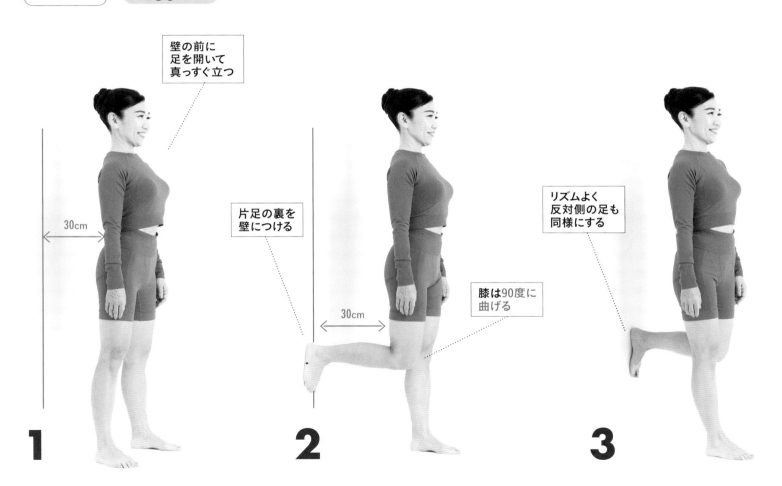

壁の前に
足を開いて
真っすぐ立つ

30cm

片足の裏を
壁につける

30cm

膝は90度に
曲げる

リズムよく
反対側の足も
同様にする

1　**2**　**3**

脳をよみがえらせる30秒体操

ブレイン
ストレッチ！

脳（神経）の活性化、
自律神経を整える、
認知症予防、
アレルギー症状改善

脳は加齢やストレスにより衰えていきます。この体操は、手足や視線を上下左右に動かすことで、神経伝達にアプローチ。脳はよみがえり、よりスムーズに機能します。

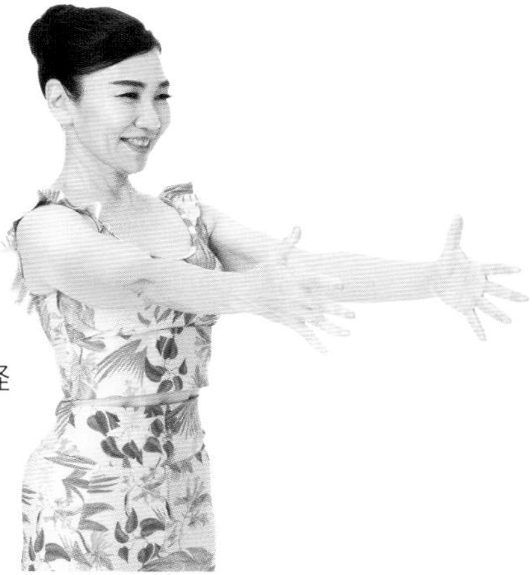

❶手首を上下に振る

20回

肩の高さに腕を伸ばし、目線を前に向け、背筋を伸ばして、指は曲げずに！ 初めは丁寧にゆっくり、次はできるだけ速く上下に振ります。神経伝達や回路にアプローチ。

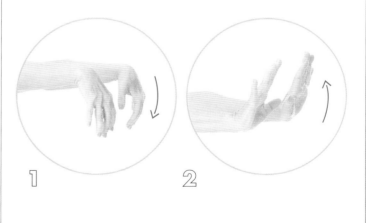

1

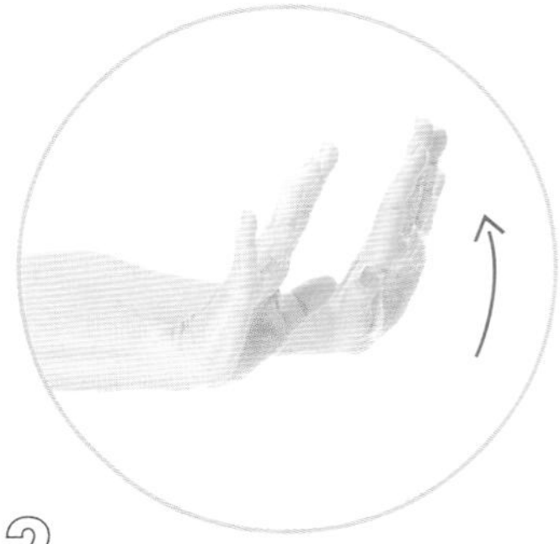

2

❷手首を内と外に曲げる

20回

肩の高さに腕を伸ばし、目線を前に向け、背筋を伸ばして、手首から先だけを曲げます。肘も曲がらないように、丁寧に内と外に曲げます。慣れてきたらできるだけ速く。血流促進、ホルモンの分泌促進。

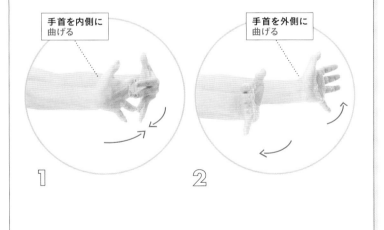

手首を内側に曲げる

手首を外側に曲げる

1　2

❸手首を内から外に回転

20回

腕は肩幅、肩の高さに真っすぐ伸ばします。中指を中心に内外に動かします。指が曲がらないように丁寧に。慣れてきたら速く、はっきりと動かします。神経細胞にアプローチします。

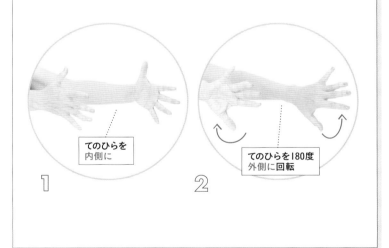

てのひらを内側に

てのひらを180度外側に回転

1　2

脳をよみがえらせる
忙しい人の "ながら体操"

ここでは脳の疲れを取る体操をご紹介します。デスクワーク・家事の合間、歯磨きタイムなどのすき間時間におすすめです。シンプルで気軽にできる体操を続けることで、血液の循環が改善され、気分転換、筋力の維持や向上につながり、細胞の代謝が活性化します。美肌効果も大です！

肩凝り・腰痛・頭痛改善、のどの血行改善

シャンプーぐるぐる
20回

肩関節の可動域が向上し、手の上げ下げなどQOL（生活の質）が高まります。呼吸がらくになり、声にハリも出てきます。美しい姿勢で明るく、前向きになれます！

指は開く

1 左右の手で髪を **かき上げる**イメージで、頭に沿って前から後ろへぐるぐる回す。左右で1回と数える。

肩甲骨のつけ根が回るように

2 次に、後ろから前へ **シャンプーするように**ぐるぐる。

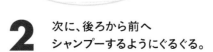

頭・顔の凝り改善、目の疲労改善、注意力・集中力アップ、美顔・美肌

おでこ

15秒 2セット

おでこの皮膚を動かすことにより、頭、顔、首、肩、背中、腰から足の裏まで、カラダの背面の筋肉をゆるめ、凝りや疲労を回復させます。**3**では、目から脳までのパフォーマンスを向上、視覚からの情報処理能力がアップします。

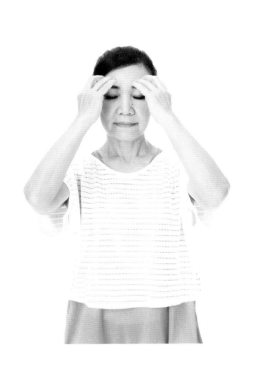

1 まゆ毛の上に指をつけ、皮膚を上下に動かす。

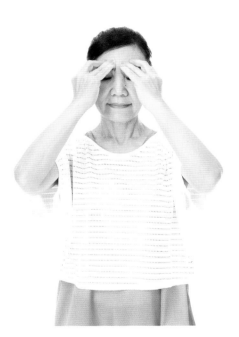

2 次に左右にも動かす。

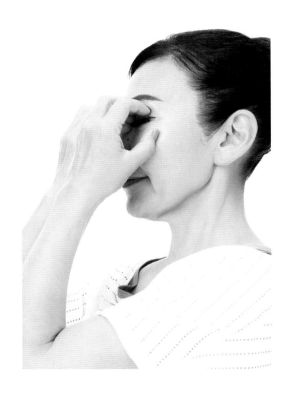

3 最後に指先で眼球の周りを軽く押さえる。

手の甲伸ばし

`15秒`

手首、手の甲を伸ばします。柔軟性を向上させ、加齢に伴う握力や腕力の低下を防ぎます。脳の機能改善につながるとともに、ストレスを抑えて、リフレッシュすることができます。

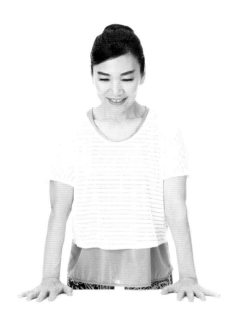

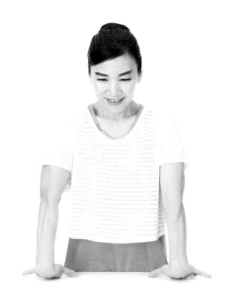

1 立って卓上にてのひらをつけ
体重をかける。

2 次に、手の甲を
卓上につけて腕を伸ばす。

両手で顔を覆い
軽く目を閉じて回す

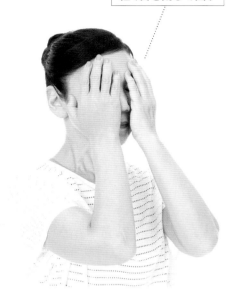

頭・顔の凝り改善、美顔・美肌、
注意力・集中力アップ

眼球ぐるぐる

`左回し、右回し10回ずつ`

眼球を大きく回すと、目のピント調節機能、筋肉が鍛えられ、視力の改善、顔のたるみにも効果的。気持ちが落ち着いてリラックスできます。

体幹強化、姿勢改善、緊張やストレス解消

頭振り

`10回`

頭を左右に振ることで、自律神経を整えます。肩や首の凝り、ストレスの解消に。頭を2秒ずつ左右に、小さく、リズミカルに振ります。

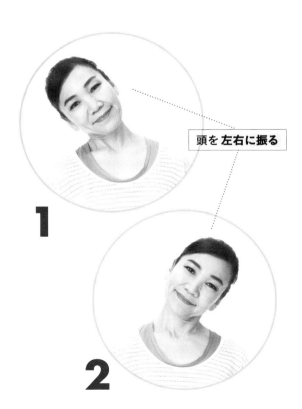

頭を 左右に振る

1

2

視力回復、首のしわ・たるみ改善、美顔・美肌

首回し

`6秒3セット`

首を左右にゆっくり回し、目線は後ろへ。首と目、脳の疲労を軽減します。血行促進で美肌に。たるみ、首のしわにもアプローチ！

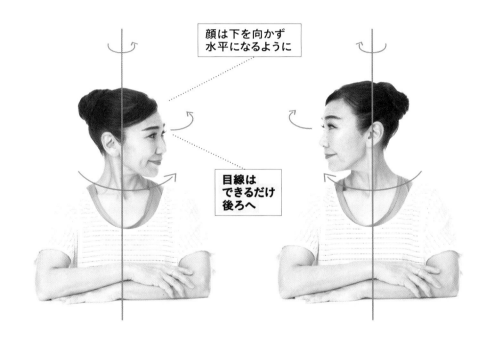

顔は下を向かず水平になるように

目線はできるだけ後ろへ

1 首を6秒かけて片方に回す。この時、できるだけ後方を見る。

2 反対側も同様に行なう。

パタパタクロス

脳が疲れてきた時の、気分転換に！ 自律神経を整え、脳の
機能を活性化。すっきりします。

左右 10 回ずつ

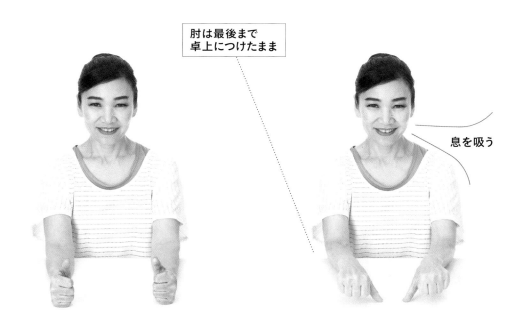

肘は最後まで
卓上につけたまま

息を吸う

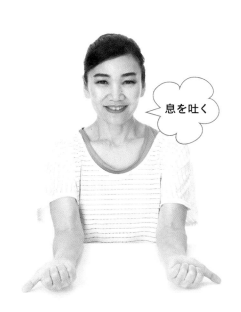

息を吐く

1 イスに座ったまま、
腕を卓上につけて手をグーにして
親指を上げる。

2 親指を内側に倒して
卓上につける。

3 今度は外側に倒して
親指を卓上につける。

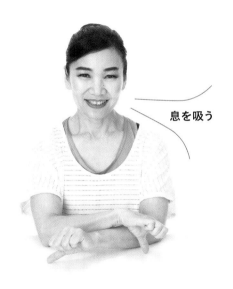

息を吸う

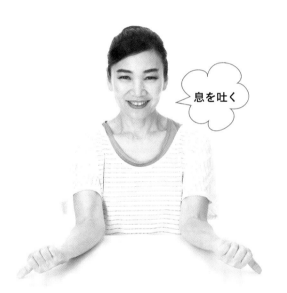

息を吐く

4 次に腕をクロスして
親指を卓上に つける。

5 最後に外側に開いて
親指を卓上につける。

67

ゆらゆらてのひら

10 往復

手首を動かすことで集中力や注意力を高めます。思考が
クリアになり、緊張やストレスが緩和します。

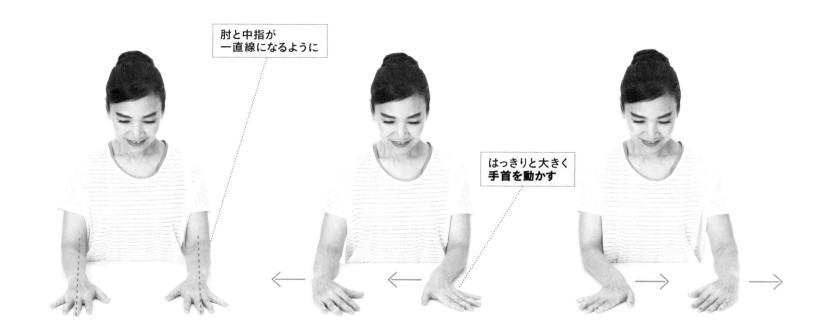

肘と中指が
一直線になるように

はっきりと大きく
手首を動かす

1 イスに座って卓上に
てのひらをつける。

2 中指の先を起点として
手首を左右に振る。

スムーズな飲み込み、顔のリフトアップ、口臭・歯周病予防

お口くちゅくちゅ

1分

口の中がゆるみ、顔の血色がよくなります。顔の筋肉強化で
リフトアップ効果も。顎関節症、歯ぎしりなども改善方向に。

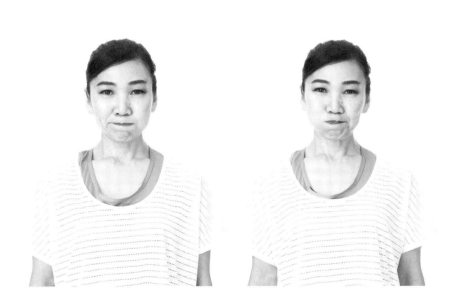

1 水を口に含んで
水を **左右に動かす。**

姿勢のゆがみ改善、転倒・腰痛予防

片足トントン

両足で3分

歯磨きしながら、加齢とともにかたく、動かなくなる足首を
やわらかくします。運動能力の低下、血行不良からくる冷
えやむくみ、足のつりの改善に。歩く姿勢の基本動作です。

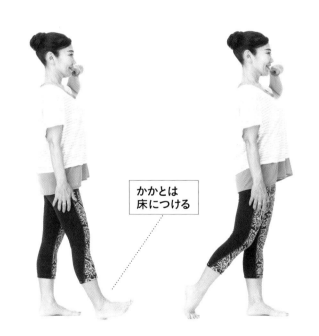

かかとは
床につける

1 片足を一歩前に出し
つま先を上げる。

2 同じ足を後ろに下げて
つま先をつける。
前後を繰り返す。

ベッドの上で

腕上下
5回

深い鼻呼吸で、肩甲骨や体側の筋肉を伸ばします。手を上下する体操は脳や神経系にリラクゼーションの合図を送る効果があり、しなやかな姿勢を保ちます。

睡眠の質を上げる"ちょこっと体操"

就寝前の体操は、ストレスホルモンの分泌を抑制し、カラダの緊張をほぐし血行をよくすることで、リラックスした状態をつくり、脳とカラダに睡眠の合図を送ります。習慣化することでよりよい睡眠の質につながります。

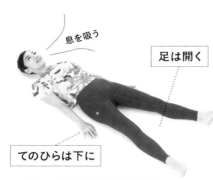

息を吸う

足は開く

てのひらは下に

1 あお向けに寝転がる。

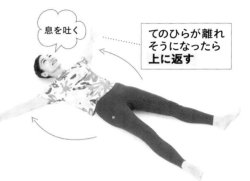

息を吐く

てのひらが離れそうになったら**上に返す**

2 腕をベッドにつけたまま上げる。

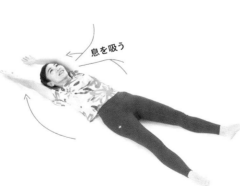

息を吸う

3 腕を上まで上げる。

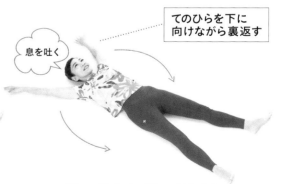

てのひらを下に向けながら裏返す

息を吐く

4 腕をベッドにつけたまま下げていく。

ベッドの上で

ヒップアップ、血行・冷え改善、美しい姿勢

片足上下

左右 **10**回ずつ

ヒップアップの体操です。骨盤はベッドの上や床についたまま、膝を曲げます。血液循環が改善され、腰痛予防にも。美しいヒップと姿勢を目指して。

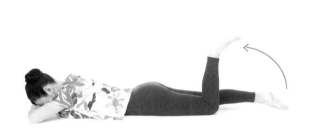

1 ベッドにうつぶせに寝て、片足を90度に曲げる。

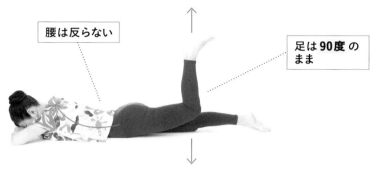

腰は反らない

足は **90度** のまま

2 そのままの状態で膝を上げる、下げるを10回繰り返す。

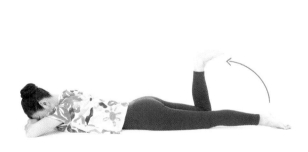

3 反対の足も同様に90度に曲げる。

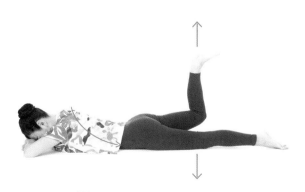

4 上下を10回繰り返す。

ベッドの上で

ごろんごろん

10回

楽しみながら心身の緊張をほぐし、バランスを整え、運動不足の解消を。腹筋や背筋に刺激が入り、関節の可動域が広がります。三半規管にも効果あり。

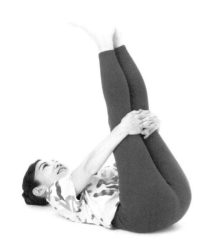

1 ベッドにあお向けに寝て、足を揃えて伸ばして上げ、膝の裏で両手で押さえる。

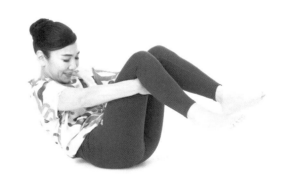

2 力を抜いて前後にごろんごろんと **ゆりかごのように** 揺れる。

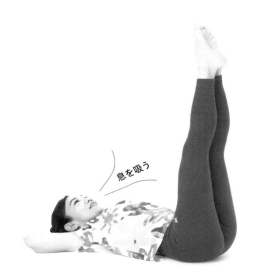

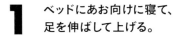

美脚、おなかシェイプアップ、ヒップアップ、心肺機能アップ、セルライト解消

ベッドの上で

足パカ

30回

内ももと腹筋の筋力アップと同時に、カラダのコア（芯）が安定し、有酸素運動として心肺機能や、脂肪燃焼効果が向上。むくみ、冷え、セルライトなども改善。美脚効果も！

息を吸う

1 ベッドにあお向けに寝て、足を伸ばして上げる。

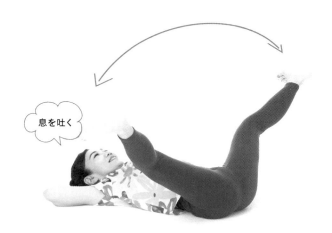

息を吐く

2 できるだけ足を開いて、閉じてを繰り返す。

73

膝ツイスト

20回

ベッドの上で

膝、股関節、腰をゆるめます。リラックスして、膝をパタン、パタンと倒します。かたくなった筋肉や腱を動かすことで、筋肉がゆるみ、血行がよくなり、痛み、冷え、むくみを改善します。

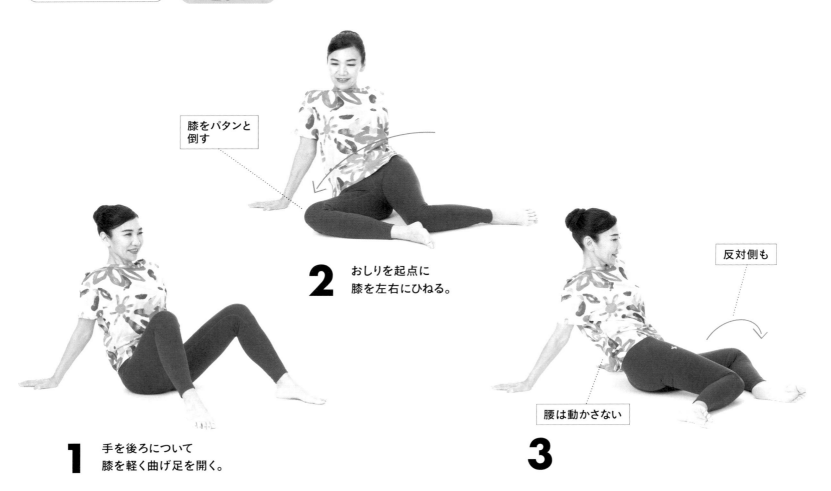

膝をパタンと
倒す

2 おしりを起点に
膝を左右にひねる。

反対側も

腰は動かさない

1 手を後ろについて
膝を軽く曲げ足を開く。

3

ベッドの
上で

リンパの流れを整える、血行改善、リラックス

おしりスライド

15秒

肩凝りをほぐします。肩を中心に背中、腕、胸、脇腹までの柔軟性を向上させます。血液循環を促し、疲労、痛みを軽減。猫背予防にも。

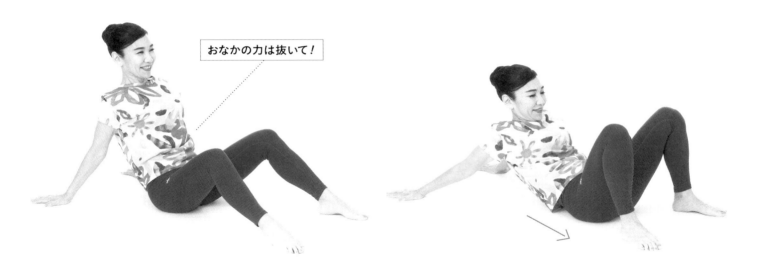

おなかの力は抜いて！

1 手を後ろについて
膝を軽く曲げ足を開く。

2 おしりを床につけたまま前に
スライドさせる。

ベッドの上で

足組みツイスト

左右 **20** 回ずつ

ウエストまわりのシェイプアップと腰痛予防に。就寝前に行なうことで緊張が取れ、血行がよくなり安眠につながります。

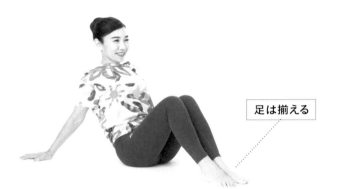

足は揃える

1 手を後ろについて膝を曲げる。

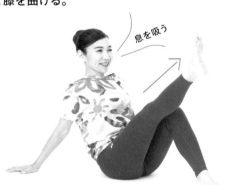

息を吸う

2 片足を上げて真っすぐ伸ばす。

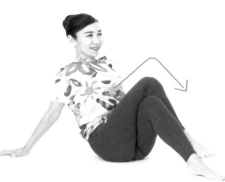

3 足を組む。

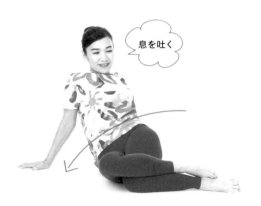

息を吐く

4 **上に組んだ足の方**に倒す。
足を替えて同様に行なう。

足首の柔軟性・下半身の筋力アップ、転倒予防

ベッドの
そばで

膝落とし

左右 **15** 回ずつ

足の指と膝に刺激を与え、血液循環を促します。代謝が
向上し、下半身の筋肉を強化、バランス感覚が整います。

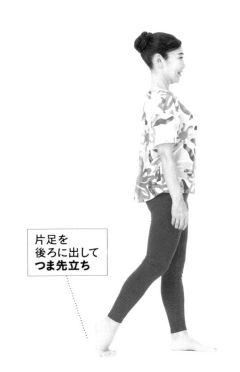

片足を
後ろに出して
つま先立ち

1 真っすぐ立ち
片足を後ろへ下げる。

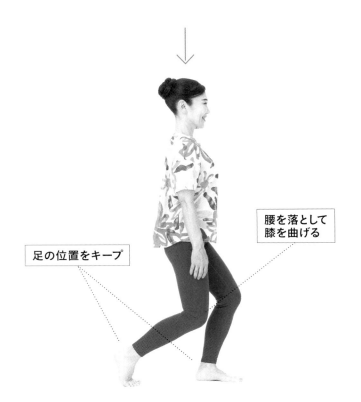

足の位置をキープ

腰を落として
膝を曲げる

2 膝を曲げて伸ばす。

カラダの不調別体操索引

体調を整え、元気になるための
予防と改善の目安になります。

今井美華
（いまい・みか）

スポーツメディカルトレーナー、ウェルネスコンサルタント。小児科成長ホルモン肥満糖尿病外来担当、プーケット国際マラソン親善大使、株式会社ヒマラヤ社外取締役、MIKA株式会社CEO。UCLA（カリフォルニア大学ロサンゼルス校）にてスポーツ医学、栄養素学を学び、専門はウェルネス、メディカル、スポーツフィールド。カラダのシステムを変え、夢や成功を導く「MIKAメソッド」を構築。約2万人のクライアントを持ち、エリートアスリートやエグゼクティブ、末期がんのかたのマインドを感動させるコンサルテーションを世界5か国で展開中。最近では、オンラインにてカラダと脳を作る「ビキニ BODY」、細胞レベルでボディシェイプをする「コンビネーション＆ストレッチ」などのエクササイズを発信（どれも4分以内）。エビデンスに基づいた内容で、6か月で結果に導いていく。今、世界が注目する一人。出版を記念して、嬉しいイベントも随時開催予定。

ホームページ Mika inc https://mikalife.jp
公式ライン Mika life   https://lin.ee/hOIdUjz

[50ページの参考資料]
●Anne Kavounoudias,et al. Foot sole and ankle muscle inputs contribute jointly to human erect posture regulation. J Physiol. 2001
●Mario Bizzini. Sensomotorische Rehabilitation nach Beinverletzungen: Mit Fallbeispielen in allen Heilungsstadien.Georg Thieme Verlag.2000
●https://tokusengai.com/_ct/17263202
●https://mainichigahakken.net/health/article/post-2425.php
●https://www.sokushi.org/mechanoreceptor
●https://kodomo-plus.jp/column/20586/
●http://takaakinakano.com/shisei_standup/

デザイン　　　松竹暢子
撮影、動画　　福田典史（文化出版局）
ヘアとメークアップ　Yosuke Nakajima（Perle management）
イラスト　　　高篠裕子（asterisk-agency）
校閲　　　　　位田晴日
編集　　　　　鈴木百合子（文化出版局）

［ウェア協力］ALBOVE（ミューラーンプレスルーム）　2,3ページのパーカー、41〜49ページのレイヤーキャミソールとレギンス、60ページのショルダーブラとレギンス、62〜69ページのレイヤードTシャツ　℡03-3862-7200
ダンスキン（ゴールドウイン カスタマーサービスセンター）　14〜17ページ、カバーと19〜27ページのレギンス　℡0120-307-560
ヨネックス（ヨネックスジャパン名古屋支店）52,53ページのランニングシューズと靴下　℡052-323-5541

目指すは60歳で30歳のカラダと脳！
"MIKA method"の免疫リハビリ体操
ミカ・メソッド

2023年8月7日　　第1刷発行

著者　　　今井美華
発行者　　清木孝悦
発行所　　学校法人文化学園 文化出版局
　　　　　〒151-8524
　　　　　東京都渋谷区代々木3-22-1
　　　　　電話　03-3299-2479（編集）
　　　　　　　　03-3299-2540（営業）
印刷・製本所　株式会社文化カラー印刷

©Mika Imai 2023　Printed in Japan
本書の写真、カット及び内容の無断転載を禁じます。
本書のコピー、スキャン、デジタル化等の無断複製は著作権法上での例外を除き、禁じられています。
本書を代行業者等の第三者に依頼してスキャンやデジタル化することは、たとえ個人や家庭内での利用でも著作権法違反になります。
文化出版局のホームページ https://books.bunka.ac.jp/